医学高等院校精品规划教材

LAONIAN YIXUE DAOLUN

老年医学导论

◆ 主　编　王晓明

◆ 副主编　苏　慧　李宏增　宁晓暄

◆ 编　者（按姓氏笔画排序）
　　王晓明　宁晓暄　刘　艳
　　孙　阳　苏　慧　李　榕
　　李宏增　张　华　高建苑

◆ 编写秘书　刘　艳

西安交通大学出版社
XI'AN JIAOTONG UNIVERSITY PRESS

国家一级出版社
全国百佳图书出版单位

图书在版编目(CIP)数据

老年医学导论／王晓明主编.— 西安：西安交通大学出版社，
2021.1(2023.1 重印)

ISBN 978－7－5693－2069－5

Ⅰ.①老… Ⅱ.①王… Ⅲ.①老年病学—高等学校—
教材 Ⅳ.①R592

中国版本图书馆 CIP 数据核字(2021)第 009542 号

书　　名	老年医学导论	
主　　编	王晓明	
责任编辑	张永利	
责任校对	王银存	

出版发行	西安交通大学出版社
	(西安市兴庆南路 1 号　邮政编码 710048)
网　　址	http://www.xjtupress.com
电　　话	(029)82668357　82667874(市场营销中心)
	(029)82668315(总编办)
传　　真	(029)82668280
印　　刷	西安日报社印务中心

开　　本	787 mm×1092 mm　1/16　印张　10.75　字数　236 千字
版次印次	2021 年 1 月第 1 版　　2023 年 1 月第 3 次印刷
书　　号	ISBN 978－7－5693－2069－5
定　　价	48.00 元

如发现印装质量问题，请与本社市场营销中心联系。
订购热线：(029)82665248　(029)82667874
投稿热线：(029)82668803
读者信箱：med_ xjup@163.com

序

　　国家统计局数据显示，截至 2019 年末，我国 60 岁及以上人口约有 2.54 亿，占总人口的 18.1%。面对人口老龄化的严峻形势，《国家积极应对人口老龄化中长期规划》提出了打造高质量的为老服务和产品供给体系，积极推进健康中国建设，建立和完善了包括健康教育、预防保健、疾病诊治、康复护理、长期照护、安宁疗护的综合、连续的老年健康服务体系。党的十九届五中全会提出的实施积极应对人口老龄化国家战略，充分反映了老年健康问题已经成为我国的重大公共问题。因此，培养合格的老年医学专业人才，是老年医学教育工作者刻不容缓的社会责任与义务。

　　近年来，"以学科为中心"的传统医学人才培养模式向"以器官系统为中心"的医学教育模式的转变，取得了一些积极的成果。抓住国家教学改革全面推进"十三五"规划临床医学专业器官-系统整合教材的契机，空军军医大学老年医学教研室，以主编王晓明教授牵头的老年医学团队，在科学研究、临床实践以及教学工作中积累了大量的经验，以岗位胜任力为导向，将《老年医学》有机地整合到系统整合教材的教学体系中，积极探索与之相适应的教学内容，突出老年医学的整体概念，包括人体老化性改变与衰老机制、老年疾病的临床特点与诊断、老年综合征与老年综合评估、老年合理用药、老年康复及临终关怀等涉及的相关医学问题。《老年医学导论》的出版，将会对探索与改进老年医学的教学发展起到积极的作用，期望本书不仅仅作为本科生的教学改革教材，而且可以成为广大医务工作者临床工作的参考书。

王建业

2020 年 12 月

前　言

　　随着我国人口老龄化进程的不断加剧，老年健康问题已经成为我国的重大公共问题。国家统计局数据显示，2019 年末，我国 60 岁及以上的老年人口达到 2.54 亿，占总人口的 18.1%；65 岁及以上老年人口达到 1.76 亿，占总人口的 12.6%。我国成为全球老年人口最多的国家。因此，加速老年医学教育与专业人才的培养，为老年健康事业的发展提供有力的保障，是我们从事老年医学教育工作者刻不容缓的社会责任与义务。

　　2011 年以来，我们先后两次出版了《老年医学》教材，在国内 10 余所高等院校进行实践与应用，取得了良好的教学效果，并曾于 2016 年获"陕西省普通高等院校优秀教材"一等奖。近年来，随着医学模式由生物医学向"生物–心理–社会"现代医学模式的转变，"以学科为中心"的传统医学人才培养模式向"以器官系统为中心"的医学教育模式的转变，新的医学教育模式已经逐步成为医学人才培养模式研究的主流。空军军医大学从 2020 年开始，将以岗位胜任力为导向，从基础到临床全面开展"器官系统整合"课程的教学改革探索。老年医学作为一门新兴的临床学科，在国内高等院校尚未完全将老年医学内容作为标准课程广泛推广应用的情况下，如何将本次系统疾病整合医学中的教学真正有机地整合到整个医学教学体系中，我们也做了很多努力，期待我们编写的这本《老年医学导论》的内容能够与国家"十三五"规划临床医学专业第二轮器官–系统整合教材相对接。

　　本教材重点突出老年医学总论内容，包括人口老龄化的现状、发展对社会与医务人员的挑战，老年医学的概念、研究内容及目标，人体衰老机制与老化性改变，老年疾病的临床特点与诊断，老年综合征与老年综合评估，老年合理用药，老年康复及临终关怀等涉及的相关医学问题。这些内容将成为我国开展器官系统整合课程的重要内容。期望本教材能够对医学生、医务工作者在学习与临床工作中起到领航作用。

　　由于老年医学是一个不断完善的新兴学科，涉及社会与医学领域诸多方面的问题，并基于编写者水平及时间所限，因此教材内容难免存在遗漏和不足之处，恳请读者批评指正，以便不断完善。

王晓明

2020 年 11 月

目 录

第一章 总 论

第一节 人口老龄化的现状与挑战

一、人口老龄化的现状

（一）人口老龄化的概念

人口老龄化（population aging）是指人口生育率降低和人均寿命延长，导致社会总人口中因年轻人口减少、年长人口增加，发生老年人口比例相应增长的人口状况。其主要有两层含义：一是指老年人口相对增多，在总人口中所占比例不断上升的过程；二是指社会人口结构呈现老年状态。根据1956年联合国《人口老龄化及其社会经济后果》确定的划分标准，当一个国家或地区65岁及以上老年人口占总人口比例超过7%时，则意味着这个国家或地区进入老龄化社会。1982年，维也纳老龄问题世界大会确定60岁及以上老年人口占总人口比例超过10%，意味着这个国家或地区进入老龄化社会。

（二）世界人口老龄化现状

20世纪以来，由于人口生育数量的下降和人类平均期望寿命的延长，人口年龄结构开始发生了前所未有的历史性变化。1851年，法国60岁及以上人口比重达到10.1%，成为世界上第一个老龄化国家。此后，瑞典、挪威、英国等一批欧洲国家步入老龄化。20世纪70年代以后，老龄化逐渐向亚洲和美洲地区扩散，目前已经成为全球现象。进入21世纪，全球老龄化速度加快。生育率的下降及平均寿命的延长是人口老龄化的主要原因。即使是最不发达的国家，其平均总和生育率也从1950—1955年的6.44下降到2005—2010年的4.41，而同期平均出生预期寿命则从37.2岁上升到56.9岁。

据统计，1950年，全世界60岁以上的老年人口约有2亿，1970年达到3亿，2000年达到6亿，2015年达到9.01亿，占世界人口的12.3%；到2050年，60岁以上的人口达到20亿，老年人口比例达22%。儿童（0~14岁）所占比例从1960年的37%降至2018年的26%，预计到2050年将下降到21%。2016年世界卫生组织发表了《关于老龄化与健康的全球报告》，该报告不仅显示全球老年人口的所占比例和绝对数量都在急剧增加，而且在很多国家，人口老龄化的步伐也较过去明显加快。如图1-1，60岁以上的人口比例超过总人口的10%，就被称为"老龄化社会"，而超过了20%就被称为"老龄社会"。从老龄化社会进入老龄社会，法国用了115年，英国用了47年，德国用了

40 年，而我国只用了 27 年，速度之快，非常惊人，这意味着这些国家将不得不适应比过去快得多的老龄化。

2019 年 6 月，联合国发布"World Population Prospects 2019"报告，提示 2030 年世界人口将从目前的 77 亿增至 85 亿，2050 年将达到 97 亿，2100 年或将达到 110 亿。报告认为，世界人口老龄化加剧，65 岁及以上人口将成为增长最快的年龄组。目前，全世界约 9% 的人口超过 65 岁，而到 2050 年，这一比例将达到 16%，届时欧洲和北美地区 65 岁及以上人口将占总人口的 1/4，全世界 80 岁及以上人口将从目前的 1.43 亿增加到 4.26 亿。报告认为，人口老龄化导致工作年龄段人口比例下降，这将增加社会保障压力。1990 年至 2019 年，全球人口预期寿命从 64.2 岁增加至 72.6 岁，预计至 2050 年，全球人口平均预期寿命增至 77.1 岁，但目前，最不发达国家人口的平均预期寿命仍然比世界平均水平短 7.4 岁。此外，全球生育率从 1990 年的 3.2% 已下降到 2019 年的 2.5%，预计到 2050 年将降低至 2.2%。上述数据显示全球人口老龄化已然成为社会发展的必然趋势，也是当前全球各国共同关注的社会重大公共问题。

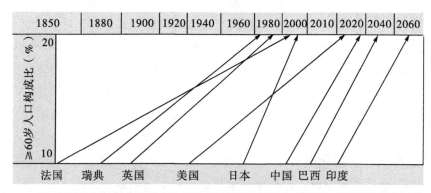

图 1-1　60 岁及以上老年人口所占比例从 10% 攀升到 20% 所需的时间和预计所需的时间

(三)我国人口老龄化现状

我国是世界上老年人口最多的国家，同时也是世界上人口老化速度非常快的国家之一。2000 年全国第五次人口普查显示，我国 60 岁及以上老年人口为 1.32 亿人，占总人口的 10.1%，65 岁及以上老年人口为 8800 万人，占总人口的 7.0%。2010 年全国第六次人口普查显示，我国 60 岁及以上老年人口为 1.8 亿人，占总人口的 13.3%，65 岁及以上老年人口为 1.2 亿人，占总人口的 8.9%。同全国第五次人口普查相比，全国第六次人口普查显示 60 岁及以上人口的比重上升了 3.2 个百分点，65 岁及以上人口的比重上升了 1.9 个百分点。2019 年底，我国 60 岁及以上的老年人口达 2.54 亿人，占总人口比重达 18.1%，我国已成为世界上老年人口最多的国家。预计到 2030 年，我国将成为全球人口老龄化程度最高的国家，2050 年，社会将进入深度老龄化阶段，60 岁以上人口占比超 30%。我国老龄化发展速度之快、老年人口基数之大、高龄人口之多都是与我国的经济发展水平极不相称的。

我国人口老龄化形成的原因，是生育率和死亡率水平降低的结果。生育率的下降造成了低年龄组人口的减少，死亡率的下降则导致了人口平均预期寿命延长，从而使老年人口在总人口中的比例不断上升，形成人口老龄化。我国人口老龄化的形成与发展具有特殊性，主要表现在以下方面：①人口生育率快速降低。从20世纪70年代初到90年代初，在经济社会快速发展和计划生育政策的共同作用下，我国总和生育率迅速从5.8下降至更低水平的2.1以下，仅用30~40年的时间就完成了发达国家用一个世纪乃至更长时间才完成的人口再生产类型转变，在缓解人口过快增长压力的同时也加速了人口老龄化进程。②人口平均预期寿命延长。随着我国经济社会快速发展，人民生活水平逐步提高，医疗卫生事业不断进步，我国人口平均预期寿命已从中华人民共和国成立初期的35岁提高到2019年的76.1岁。在60多年的时间里，我国人口平均预期寿命提高了41.4岁，提高速度远远超过发达国家和世界平均水平，这无疑加速了我国人口老龄化进程。③生育高峰连续推动。人口惯性是人口自身发展的规律，现有人口年龄结构是影响未来人口老龄化发展的重要因素。中华人民共和国成立后，我国先后在1949—1958年、1962—1976年、1986—1990年出现过三次生育高峰，这会在21世纪上半叶演化为三次老年人口增长高峰。除以上直接因素外，一些间接因素也推动了我国人口老龄化的发展。例如，快速的城镇化发展，通过提升人口平均预期寿命和降低生育率水平间接推动人口老龄化进程等。

二、我国人口老龄化的特征

1. 老年人口规模巨大

2004年底，我国60岁及以上老年人口为1.43亿，2019年达到2.54亿，2026年将达到3亿，2037年将超过4亿，2051年将达到最大值，之后将一直维持在3亿~4亿的规模。根据联合国预测，21世纪上半叶，我国一直是世界上老年人口最多的国家，占世界老年人口的1/5。21世纪下半叶，我国也还是仅次于印度的第二老年人口大国。

2. 老龄化发展速度快

60岁以上老年人占总人口的比例从10%提升到20%，发达国家大多用了45年以上的时间，我国只用27年就完成了这个历程，并且将长时期保持很高的递增速度，属于老龄化速度最快国家之列。

3. 地区发展不平衡

我国人口老龄化发展具有明显的由东向西的区域梯次特征，东部沿海经济发达地区明显快于西部经济欠发达地区。最早进入人口老年型行列的上海(1979年)和最迟进入人口老年型行列的宁夏(2012年)比较，时间跨度长达33年。

4. 城乡倒置显著

目前，我国农村的老龄化水平高于城镇1.24个百分点，这种城乡倒置的状况将一直持续到2040年。到21世纪后半叶，城镇的老龄化水平才将超过农村，并逐渐拉开差距。这是我国人口老龄化不同于发达国家的重要特征之一。

5. 女性老年人口多于男性

目前，老年人口中女性比男性多出464万人，2049年将达到峰值，多出2645万人。21 世纪下半叶，多出的女性老年人口基本稳定在 1700 万～1900 万。多出的女性老年人口中 50%～70% 都是 80 岁及以上年龄段的人。

6. 老龄化超前于现代化

发达国家是在基本实现现代化的条件下进入老龄社会的，属于"先富后老"或"富老同步"，而我国则是在尚未实现现代化、经济尚不发达的情况下提前进入老龄社会的，属于"未富先老"。发达国家进入老龄社会时人均国内生产总值一般都在 5000～10000 美元以上，而我国人均国内生产总值才近 3000 美元，属于中等偏低收入国家行列，应对人口老龄化的经济实力还比较薄弱。

2016 年，世界卫生组织发布了《中国老龄化与健康国家评估报告》，报告指出我国人口老龄化进程正在加速发展，且人口特征趋势是儿童死亡率降低加上生育率下降所致。从 1950—2015 年，我国每名妇女生育子女总数从 6.11 下降到 1.66。同期，总死亡率也在持续下降（从每万名人口 22.2 下降到 7.2），这使得人口的期望寿命稳步提高。在我国，出生时平均期望寿命已经从 1950 年的 44.6 岁上升到 2015 年的 75.3 岁，而在 2050 年将有望达到约 80 岁。重要的是，我国人口老龄化进程要远远快于很多中低收入和高收入国家。2013 年，我国 80 岁及以上老年人口有 2260 万，到 2050 年，该数字有望提高到 9040 万人，成为全球最大的高龄老年人群体，以女性居多。

三、我国人口老龄化的社会问题

人口老龄化是社会文明进步的重要标志，必将带来一些新的矛盾和压力，对经济和社会的发展提出新的挑战，主要表现在以下几个方面：①在建立适应社会主义市场经济要求的社会保障制度方面，养老、医疗等社会保障以及增加公共医疗服务资源供给的压力巨大；②在建立满足庞大老年人群需求的社会服务体系方面，加快社会资源合理配置、增加为老服务设施、健全为老服务网络的压力巨大；③在处理代际关系方面，解决庞大老年人群和劳动年龄人群利益冲突的压力巨大；④在城乡统筹和谐发展方面，解决农村老龄问题，特别是中西部落后和贫困地区老龄问题的压力巨大；⑤人口老龄化对养老服务发展提出更高的要求，不断缩小的家庭规模给我国传统的孝道文化带来巨大压力。

我国人口老龄化的主要社会问题有以下几个方面。

（一）老龄化速度过快，减少了我国劳动力的供给，增加了社会财政的负担

劳动年龄人口负担系数指人口中非劳动年龄人口与劳动年龄人口之比，以百分数表示。其计算公式是：负担系数 =（14 岁及以下人口 + 65 岁及以上人口）/（15～64 岁人口）×100%，小于 50% 的时期称为人口红利期。我国未来的确面临着人口老龄化问题，但未来人口老龄化所增加的养老经济负担是否会达到社会难以承受的地步，还必须结合我国少儿负担率的变化来进行研究。因为我国的人口老龄化是伴随着 0～14 岁少儿依赖性人口比重的下降而发生的，这部分未成年人口也要消耗经济资源，也会给劳动人口带来经济负担。随着出生率的下降，我国 14 岁以下人口占总人口的比重也开始呈下降的趋势。由于少儿负担系数呈下降趋势，我国未来的总负担系数

（0～14岁和60岁以上人口占总人口的比重）将不会有很大提高。由于劳动人口的不断减少，直接导致我国社会发展过程中纳税人数量与比例不断缩减，而为了支撑国家的各项发展与建设，政府必将提高税收来增加国家的财政收入，从而增加了企业的经济负担。同时，政府为了不断提高老年人的生活质量，在社会发展过程中对于医疗卫生、养老服务等社会建设方面的财政支出必然会加大力度，这也会在一定程度上影响国家在经济建设方面的投入，从而对国家经济建设起到一定的影响。

（二）空巢老人、高龄老人增长较快，增加了社会养老服务压力

伴随着人口结构和疾病谱的改变，我国正经历着巨大的社会变革。我国正在经历城市化、家庭结构以及越来越多的妇女加入劳动力市场等方面的重大变革。这些变革对以家庭为基础的传统养老模式提出了挑战。

我国传统大家庭中，有三代及以上的成员共同生活，共享财产和收入。在此父权家庭结构下，子承父业，保证相关知识和技能专长世代延续。这种传统的家庭体系非常重视老年人的社会角色。然而，教育进步、国内的人口流动和技术发展正改变着传统的格局。当今社会，老年人不像从前那样，往往和年轻人共同居住，年轻人也不再唯父母之命是从，这将直接影响老年人对社会照顾和经济保障的获取，甚至影响其生活质量和心理健康。

随着人口老龄化、高龄化、家庭少子化，传统的家庭养老功能日趋削弱，养老负担越来越多地依赖于社会，能否解决好老年人口问题关系到整个社会的发展与稳定。根据国务院公布的《"十三五"国家老龄事业发展和养老体系建设规划》，2020年，高龄老年人将增加到2900万人左右，独居和空巢老年人将增加到1.18亿人左右，老年抚养比将提高到28%左右。一些大城市调查显示，目前空巢家庭已占30%，京、沪、津大城市已达30%以上；此外，老年人患有慢性病者约有1.8亿，患有一种及以上慢性病的比例高达75%。以上几类老年人共有几千万人，他们急需社会养老和社区服务。随着独生子女家庭增多、家庭小型化和市场经济的发展，传统家庭养老已面临挑战，代际之间的孝道、赡养、照料老人的观念日益淡化，家庭对老人提供最基本生活保障的传统不断削弱，获得子女经济支持的老人比例下降。据老龄科研中心调查，城市老年人经济支持率为30%，农村为60%左右。在精神慰藉方面更为缺乏，还有一些虐待老人和侵权、占据房产、财产的现象时有发生，对老人身心健康带来较大冲击。一些孤独老人因无人照料导致早亡等现象应引起社会关注，传统的养老方式和观念应向社会养老转变，而当前社会养老和社区服务都还较为薄弱。据调查，全国约有1400多万老年人要求进入老年福利机构养老，而目前各类福利院的床位虽然在原有条件下取得巨大突破，但还远远满足不了老年人的需要，但当前也存在养老机构总量满足不了需要和养老院利用率不高的矛盾，利用率远低于发达国家老年人进福利院5%～7%的社会供养比例。2017年国务院印发的《"十三五"国家老龄事业发展和养老体系建设规划》提出，到2020年，居家为基础、社区为依托、机构为补充、医养相结合的养老服务体系更加健全。社会和经济变迁正改变着我国传统的养老模式。对每对年轻夫妇来说，未来将有4名甚至更多的老年家庭成员需要其进行日常照护和帮助。

（三）老龄化增加了我国的医疗保障体系中的医疗服务要求与医疗成本

老年人发病率高，生活不能自理的比重高，老年病又多为肿瘤、心脑血管病、糖尿病、老年精神障碍等慢性病，花费大，消耗卫生资源多，对国家、社会和家庭构成极大的负担，医疗保健护理系统首当其冲地迎接了挑战。由于我国现在医疗体制的建设还在不断发展与完善的过程之中，国家财政与医疗体系对接的机制还不够完善，医院接纳的患者能力无法满足人民的就医需求，导致现在出现的"就医贵、就医难"等一系列问题的凸显。而多数老年人所患的疾病多为慢性疾病，需要长期的治疗，这样的医疗需求给我国现阶段的医疗体系改革提出了严峻的挑战。很多老年人为了自己晚年能够享受到很好的医疗服务，出现了严重的当期老年人口跨期进行医疗消费的社会问题。老年人除对医疗服务要求高外，对护理服务需求也非常大，老年人患病率高、住院率高、住院时间长、床位周转率低，多伴有失能、失智等，更需要有经验的护理照料，特别是对广大院外的老年患者来说，长期照料需要大量的社会资源，不仅需要提供生活保障，也需要提供医疗照料。

四、积极老龄化与老年健康标准

1990 年，世界卫生组织提出健康老龄化，以应对人口老龄化的问题。其核心理念是生理健康、心理健康、适应社会良好。2002 年，世界老龄化大会提出了积极老龄化的概念，积极老龄化从根本上挑战了老龄化的刻板印象，强调老年人仍可利用自身优势像以前一样积极参与社会活动，不断完善自我，创造价值，实现以需要为基础向以权利为基础的根本性跨越。积极老龄化既包含了健康老龄化的意思，又表达了比健康老龄化更加广泛的含义。按照世界卫生组织的界定，积极老龄化是指老年时为了提高生活质量，使健康、参与和保障的机会尽可能获得最佳的过程。

（一）健康老龄化

20 世纪 80 年代后期，基于老年人的自身需求理论及对健康的科学认识，WHO 提出了健康老龄化的全球性发展战略目标。健康老龄化国际倡议为"将健康的概念融入老龄化全过程，面对医疗保健和老龄化中的健康问题，提高老年人生命质量，缩短生命带病期，使老年人以正常的功能健康地存活到生命的终点上"。该概念包括三项内容：①老年人个体健康，老年人生理和心理健康和良好的社会适应能力；②老年人群体的整体健康，健康预期寿命的延长以及与社会整体相协调；③人文环境健康，人口老龄化社会的社会氛围良好与发展持续、有序、合规律。健康老龄化一方面是指老年人个体和群体的健康，另一方面是指老年人生活在一个良好的社会环境之中。

（二）积极老龄化

2002 年，世界卫生组织在第二次老龄问题世界大会上正式提出"积极老龄化"理念。积极老龄化作为健康老龄化的升级版，其基本含义是：提高老年人的生活质量，创造健康、主动参与、保障权益与安全，使其发挥最大的人生价值。它是以"独立、参与、尊严、照料及自我实现"等原则为基础的，重视老年人的自我权利，尊重老年人的自我选择，审视老年人的自我价值，帮助老年人重新融入社会并参与其中，并积极利用一切有利条件来实现老年人晚年的自我价值。因此，积极老龄化是包括身体及心理健康的全方位老龄化状态，并包括了老年人自我价值的实现、贡献及权利，是将孝亲敬老的和谐风尚融入社会。积极老龄化是较健康老龄化更高一个层次的老龄化，是在成功老龄化、健康老龄化及生产性老龄化基础上的更进一步发展。

（三）积极老龄化的重要性

在传统观念里，疾病、失能、孤独、情绪低落等负性描述往往与老年群体相联系。然而，大量研究表明，老年人对生活的积极度、对生活的满意度和幸福感要高于年轻人。积极老龄化理论的核心理念为"健康、参与和保障"，这与积极心理学倡导心理学研究积极取向，关注人类积极的心理品质，强调人的价值与人文关怀的观点是一致的。积极老龄化的概念致力于把社会参与的权利还给老年人，将老年人从社会问题的制造者变成问题的解决者，让老年群体从根本上获得了与中青年的同一性。

（四）积极老龄化是国际上应对人口老龄化的重要策略

2019 年 12 月 25 日，中、日、韩三国就积极健康老龄化合作提出联合宣言。

（1）提高积极健康老龄化在国家战略中的地位，鼓励和支持将积极健康老龄化纳入相关国家政策和行动计划，包括国民经济发展中长期规划、公共卫生及健康服务体系建设、医疗体制改革、社会保障制度等，让积极健康老龄化的理念贯穿于各级政府政策措施之中。

（2）强调积极健康老龄化的重要意义，即从生命全过程的角度，从生命早期开始，对所有影响健康的因素进行综合、系统干预，营造有利于老年人健康的社会环境，以延长健康预期寿命，维持老年人健康功能，提高老年人健康水平。

（3）强调多部门协作，共同应对人口老龄化，引导相关部门建立明确目标，清晰责任划分，保证充分预算，加强跨部门协作、监测、评估和报告机制。

（4）坚持为老年人提供所需的、适宜的、连续综合的医疗卫生和长期护理服务，并提高公平性和可及性，推动实现全民健康覆盖。推进医疗卫生与养老服务相结合，为老年人提供基本的健康促进、疾病预防、患病期治疗、康复期护理、稳定期生活照料、临终期安 - 宁 - 疗 - 护一体化的综合服务。推动开展老年心理健康与关怀服务，加强对老年痴呆症等的有效干预。

（5）提升老年人生活自主权，保护老年人的权利、自由、权益和尊严，反对年龄歧视。引导公众更加重视老龄化现象对所有年龄群体带来的问题和挑战，促进代际团结。

（6）鼓励中、日、韩三国就促进积极健康老龄化进一步加强政策对话、经验交流，包括就积极健康老龄化相关问题开展合作研究，建立长效合作机制；在本地区打造应对人口老龄化成功模式，通过分享最佳实践等方式促进在全球范围内与其他国家和地区的合作。

（五）中华医学会老年医学分会制定的《中国健康老年人标准》(2013 年版)

（1）重要脏器的增龄性改变未导致功能异常，无重大疾病，相关高危因素控制在与其年龄相适应的达标范围内，具有一定的抗病能力。

（2）认知功能基本正常，能适应环境，处事乐观积极，自我满意或自我评价好。

（3）能恰当处理家庭和社会人际关系，积极参与家庭和社会活动。

（4）日常生活活动正常，生活自理或基本自理。

（5）营养状况良好，体重适中，保持良好的生活方式。

注：本标准适用于≥60岁人群。相关高危因素指心脑血管疾病的相关危险因素，主要有高血压、糖尿病、血脂紊乱等。

（王晓明）

第二节　老年医学

一、老年医学的概念与发展

（一）老年医学的概念

老年医学（geriatrics）是探讨人体衰老机制与老化性改变的规律、防治老年疾病的发生及维护老年人机体功能健康的一门综合性学科。临床中不仅突出老年疾病的防治，也包括老年功能康复、生活照护、心理关怀及社会支持等方面的问题，以提高老年人寿命及生活质量为目标。

（二）老年医学的发展历史

早在2000多年前，《黄帝内经》中就已经有不少关于老年医学的记载，特别是《素问》的前三篇，专门讲述了养生的理论。宋代陈直撰写的《养老寿亲书》是我国传统医学中第一部老年学专著。西方医学之父希波克拉底（公元前460—前370）将老年人的衰老描述为湿与冷的感觉，这也许是他认识到了心衰是老年人的常见疾病之一。

英国Marjory Warren（1897—1960）是老年医学革新的倡导者，她重视改善老年人诊疗环境，积极推进老年人的康复治疗，倡导对老年患者的心理支持，被称为"西方老年医学之母"。1909年，美国医学家Ignatz Leo Nascher（被称为"现代老年医学之父"）首次提出了老年医学（geriatric）这个名词，他撰写的《老年病及其治疗》是最早的老年医学教科书。德国学者比尔格和阿布德哈登于1938年创立了国际上第一个老年研究杂志。1942年，美国老年医学会成立。1947年，英国老年医学会成立。1959年，日本也成立了老年学会。1974年10月7日，美国国立衰老研究院（NIA）成立，并正式建立了第一个美国老年专科医师培训项目，之后住院医师开始轮转老年医学专业学科。1966年，美国护理学会组建了老年护理实践组织。1968年，老年护理标准首次发布。此外，1955年，美国巴尔的摩蒙特贝洛州立医院首次使用Barthel指数对患者进行评估，已成为目前评估老年人日常生活活动（ADL）的重要方法，被称为老年人功能评价的"金标准"。1989年，美国将持续质量改进的概念引入医疗卫生领域，利用质量控制方法降低、抑制与管理失禁，使全面质量控制成为保证老年个体质量改进的一个重要步骤。近年来，随着人们健康水平的逐步提高与寿命的延长，老年人群的健康问题日益凸显，成为全球重大公共问题，引起了各国政府对老年健康领域学科发展的高度重视。在1982年的联合国世界卫生日上，首次提出了"老年人的健康"的主题。同年7月，在维也纳召开了"老龄问题世界大会"，全球有124个国家派代表团参加，大会通过了"老龄问题国际行动计划"，要求各国政府将老龄化问题纳入各个国家的议事日程，并在组织上成立各自的国家老龄问题委员会。

尽管我国老年医学起步较晚，但近年来发展较快。1981年，第一个全国老年医学学术组织——中华医学会老年医学分会正式成立；1982年，创建了第一本学术期刊——《中华老年医学杂志》。此后，老年医学相关组织不断增加与发展壮大。近年来，随着我国人口老龄化进程的加剧，党和政府的高度重视，先后出台了相关的法律、法规与相应政策，如《中华人民共和国老年人权益保障法》等。国家从战略层面中制定了"健康中国2030规划纲要"，从社会需求方面为老年医学的快速发展提供了政策依据与行业支持，老年医学学科迎来了快速发展的春天。

国家卫生健康委员会明确要求二级以上医院要开设老年病科，并在全国建立了30个国家老年病临床重点专科；教育部要求普通高等医学院校开设老年医学课程，积极培育老年医学专业硕士、博士等高等级专业人才；科技部设立"主动健康和老龄化科技应对"重大专项，积极支持研究老龄化相关的健康问题。需要特别指出的是，作为行业管理部门的国家卫生健康委员会积极推进各类医学人才的培养计划，如包括老年专科在内的住院医师规范化培训体系及老年医学专科医师培训体系，从而建立了老年医学的专科人才队伍。此外，建设以老年专科医院、综合医院老年医学专科为基础，以医养结合为重点，将老年护理院、养老院、老年公寓、临终关怀病房、老年康复中心等进行有效的整合，积极鼓励社会、老年医学与护理专家、患者、家属的共同参与，共同促进了老年医学学科的全面发展。

二、老年医学的研究内容

老年医学包括的范围很广，目前已涵盖了老年基础医学、老年临床医学、老年流行病学、老年预防医学、老年社会医学及康复医学等。

(一)老年基础医学

老年基础医学主要研究老年人各器官系统的组织形态、生理功能和生化免疫等的增龄变化，各种疾病在衰老机体上的发生及发展过程，探索衰老机制及延缓衰老的措施，是老年医学研究的前沿。老年基础医学除对激素与衰老、免疫与衰老、营养与衰老、细胞间质与衰老、神经生物学与衰老进行研究外，还在很多老年性疾病的发病机制研究方面有了较多新进展，如衰老遗传学、DNA损伤、多基因调控、氧自由基等损伤因素，以及加速衰老的过程等。

(二)老年临床医学

老年临床医学主要研究老年人常见病和多发病的病因、病理和临床特点，寻找有效的诊疗和防治方法，其中包括老年人的心理因素、家庭社会因素、护理照料和康复医疗等。老年临床医学强调老年人进行综合评估与治疗、多学科合作的团队以及以老年综合征为核心的临床模式，以最大限度地维持或恢复患者的功能。其特点包括：①多病共存，综合诊疗。正如《自然》杂志发表的一篇评论所述，"老年人的问题打包而来"。②发病缓慢。老年病多属慢性退行性疾病，有时生理变化与病理变化很难区分，一般早期变化缓慢，容易被误认为是老年生理性变化，应注意区分老化性改变与疾病早期的表现。③临床表现、发病诱因不典型，故应避免误诊。④并发症多，或出现多脏器功能衰竭。强调早期活动，尽量减少卧床时间，对维护和改善老年人机体功能非常重要。⑤应注意多重用药反应与药物不良反应。

（三）老年预防医学

老年预防医学研究如何预防老年病，内容包括老年流行病学、营养学、运动医学、养生学、保健医学、心理卫生、健康教育等。老年保健研究是通过各种努力，尽量保持老年人身体各器官的正常功能，维护老年人的身体健康。老年预防医学与老年保健研究密切相关，重点在于研究抗衰老措施、普及卫生知识，对已罹患的疾病即使不能治愈，亦要争取减少病残的发生。因为许多老年病是中年时患病延续下来的，而多病的中年人也难有健康的老年生活，所以老年预防医学和老年保健研究都要涉及中年人的防病和保健内容。

（四）老年康复医学

老年康复医学主要分为三大类，即预防性康复处理、一般性治疗措施和有目的地恢复已丧失的功能。总之，无论哪种疾病，根据情况实施康复医疗的开始时间均越早越好，甚至应与急症抢救同步开始，并贯穿医疗的全过程。

（五）老年心理医学

老年心理医学是老年医学的一个组成部分。老年人心理活动的一个重要特征是个体差异大，其各种心理状态的发展变化也不一致。老年人心理活动的一般规律主要表现为运动反应时间、学习和记忆、智力、性格和社会适应。老年心理医学的研究内容应包括老年人感觉、知觉、记忆、思维、情感、性格、能力等心理过程与特征。因此，不仅药物能治病，良好的心理因素对躯体和精神疾病亦可起到治疗和帮助康复的作用。

（六）老年社会医学

老年社会医学属于老年医学范畴，它研究社会环境对老年人健康与疾病的影响，以及如何改善社会条件，促进老年人健康长寿。其内容包括老年人的保健服务，老年人疾病发生、发展的社会因素，如居住条件、生活必需品的供应、老年人的社会行为与疾病的关系等，也涉及病残老人的医疗、康复等社会保障问题。因此，不仅要从医学方面，还要从心理学方面和社会学方面处理老年病患者。老年公寓、老年之家、养老院、老人日托所、老人医院、流动保暖餐车、老人优待卡等支撑均属于老年社会医学的范畴。

三、老年医学的诊疗特色技术

(一)多学科团队

多学科团队(multidisciplinary team work)是跨学科整合管理形式,指在老年病的管理中,针对老年人病理生理、心理、社会环境等问题及影响因素,根据"生物 – 心理 – 社会 – 环境 – 工程"的医学模式,由老年病医师、护士、药师、康复师、社会工作者等核心成员组成,必要时还需要心理师、营养师、职业治疗师等人员参与。多学科团队可对老年病患者实施全面的医学检查和身心方面的功能评估,针对共同的临床问题达成一致性的解决方案,实施综合性的医疗、康复及护理服务,体现的是一种以人为本的服务理念。

多学科团队始于 20 世纪 90 年代,由美国纽约市约翰 – 哈特福德基金会首先发起。由于老年病的复杂性和特殊性,单靠老年病医师和护士难以完成如此艰巨的工作,需要打破专科化的垂直分科架构,组建一个多学科团队。其目的是为老年人提供全方位的医疗服务,如防治疾病、功能康复和提高患者生活质量等。一个高效的多学科团队的标志是具有灵活性,互相尊重,并始终关注老年人的需求和愿望。

(二)老年综合评估

老年综合评估(comprehensive geriatric assessment, CGA)是老年医学服务的核心技术之一,是一个多维度、跨学科的诊断过程。CGA 是由医学问题、躯体功能状态、精神心理状态、社会支持、生活环境和生活质量这几个基本元素组成的,常常需要借助多学科团队成员来共同完成。评估者从全面关注与老年人健康和功能状况相关的所有问题入手,从疾病、体能、认知、心理、社会和环境等多个层面对老年人进行全面的评估,在明确其预防、保健、医疗、康复和护理等目标的基础上,为老年人制订出有针对性的预防干预措施。1987 年,美国国家健康研究院组织相关学科专家共同制定了老年综合评估的标准,并将其作为老年医学一种新技术进行推广,在西方国家得到了广泛应用,现已成为老年医学的核心技术,也是老年医学的精髓所在。老年综合评估的最终目标是改善老年人的功能状态,使老年人回归家庭、回归社会。要达到这一目标,必须重视三点:①评估对象必须是具有康复潜力的老年人;②根据老年人的具体情况,制订切实可行的防治计划;③医疗人员、家属及照顾人员共同监督防治计划的实施。

(三)老年综合征

老年综合征(geriatric syndrome)已提出十多年,但仍缺乏明确的定义和正式标准。20 世纪,英国学者 Isaacs 把常见于老年人的活动障碍、尿失禁和医源性等问题称为老年顽症(geriatric giants),后来发展成为老年综合征。老年综合征是指多种疾病或多种因素导致老年人发生同一种临床表现,既不能确定其发病部位,也无法用传统的病名来概括,需要进行全方位的评估和对症治疗的一类老年特有病态。

常见的老年综合征包括跌倒、尿失禁、谵妄、肌少症、衰弱、多重用药等。与慢性病相比较，老年综合征对身心健康和生活质量的影响更为严重，值得临床高度关注。老年综合征是老年人在疾病状态下最常见和最重要的临床表现，不仅导致失能、生活质量降低，而且使病情复杂化和严重化，住院时间延长，医疗费用和死亡率增加，同时具有较高的共病率、住院率、致残率和死亡率，是影响老年人日常生活能力最重要的疾病，现已成为老年医学重点关注的领域。

四、老年医学的诊疗理念

老年医学具有独特的学科诊疗理念。①强调全人医疗：兼顾老年人生理、心理、疾病及社会全面的需求，强调全程照护；②参与从预防、社区、门诊、急（慢）性医疗、长期照护、缓和医疗到临终关怀的整个过程；③强调整合多学科团队合作：包括医师、护士、药师、营养师、心理治疗师、社工人员、患者及其家属；④强调生命延长与生活质量的平衡：明确患者最重要的治疗目标，在延长生命与提高生存质量中进行平衡。

（一）全人医疗

全人医疗（holistic medicine）以人的整体为医疗关注目标，包括老年人的生理、功能、心理和社会等全方位的医疗保健服务，是一个全面而完整的医疗。医师"看"的不只是疾病，而是整个人。单靠诊疗疾病不能解决老年人的健康问题，唯有同时照顾生理、功能、心理和社会层面的需求，才能提高其满意度。从临床角度看，"以人为本"和"以患者为中心"，一是要理解疾病、治疗疾病和预防疾病，这是一种纯技术性服务，是医师的必备技能；二是要理解患者、服务于患者和满足患者的需求，这是一种艺术性服务，是医师的灵魂。虽然医师不能治愈大多数老年病，但能给老年人提供心理上和精神上的慰藉和照料。最好的医师是把有健康问题的人转变为能解决自身问题的人。

（二）多学科协作诊疗

老年医学的核心是全人医疗，医疗过程中应兼顾老年人生理、功能、心理、社会全面的需求。通过多学科团队的协作诊疗，不仅能适时提供全人医疗服务，而且多学科团队制订的防治计划比单一专业人员更有效，是照顾老年人的一条捷径。

（三）全程照料

全程照料（continum of care）是对老年衰弱患者后期重要的医疗保健服务，它包括疾病预防—疾病治疗—疾病康复—临终关怀等全过程，强调医疗管理的连续性，即"无缝隙连接"。由于老年人储备功能严重损害，容易发生病情急性变化，虽经急性期治疗已病情稳定，但体力和精力没有恢复，难以维持日常生活，需要相当一段时间的康复治疗才有可能恢复，如忽视后续的处理，很容易导致失能。全程照料是避免老年人失能的最佳方法，也是照料老年人的一大特色。因此，全程照料要求老年病医师能全程参与预防医学、门诊追踪、急性医疗、亚急性康复、长期照料、和缓医疗及临终关怀的全过程。对于无症状者，主要进行健康普查和危险因素预防；对于有症状者，重点是进行确诊；对于诊断为新的疾病者，主要是做好解释工作和进行治疗；对于慢性病者，要求控制病情、定期评估治疗效果；对于失能者，应提供护理和生活照料。

（四）提升生活质量

生活在失能状态下，并非大多数老年人所愿。老年医学不仅要追求生命的延长，更需要注重生活质量的提升，主要通过老年综合评估，再进行衰老预防、康复学和护理学等方面的干预，以改善功能和提高生活质量。由于多数老年病无法治愈，过度医疗往往影响老年人生活质量，甚至加速其死亡，同时浪费了有限的卫生资源。因此，临床上采取任何诊断、治疗、护理等措施都要权衡利弊，并考虑对患者生活质量的影响。只有利大于弊时，老年人才值得承受一定的风险，去使用这些措施，以达到预期目的。总之，通过多方努力，最终期望老年人拥有健康的生活、正常的生活活动功能和较高的生活质量，并有尊严地面对死亡。

（王晓明）

第三节　衰老与老化性改变

一、衰老的定义

衰老（ageing，senescence）又称老化，指人体的组织结构和生理功能出现自然衰退的现象。在正常生理状况下，当生物体发育至成熟以后，随着年龄的不断增长，造成自身功能减退，机体内环境的稳定能力以及应激能力也有所下降，这种变化是渐进性的、不可逆转的、全身性的、不断发生的，随之而来的是机体结构、组分的逐步退行性变，机体对环境刺激适应能力减弱甚至丧失，出现多种组织器官功能衰退并影响机体健康，最终结果是走向死亡。衰老虽不是疾病，但与许多慢性病的发生密切相关。衰老的生物学意义是使生物个体通过衰老走向死亡，从而保持物种的稳定性和进化压力。

二、衰老的机制

衰老的机制学说众多，并且非常复杂，如各种经济及社会因素、疾病、遗传、营养、生活习惯、精神状态和环境等先天遗传以及后天的环境因素都起着一定的作用，这些因素共同作用，相互影响，并且存在很大的个体差异，随着分子生物学以及细胞生物学的研究不断深入，对衰老机制的研究已从整体水平发展到了目前的分子水平。衰老是许多病理、生理和心理过程综合作用的必然结果，其过程在整体、组织、细胞乃至分子水平皆有所体现，各种引起衰老的因素是相互制约并相互影响的。从整体水平上来讲，人体衰老不是偶然的，而是内外因联动发生的。20世纪已有生物学家提出大脑是衰老变化的控制中心，而神经系统和内分泌系统是衰老的重要"调速器"。而关于衰老的机制目前仍很复杂，学说繁多，但是没有一个最终定论让大家共同认可。目前主要的学说包括基因学说、端粒学说、细胞凋亡学说、线粒体DNA损伤学说、自由基学说等。

（一）端粒与衰老

端粒是染色体自然末端的一种特殊结构，由短 DNA 重复序列（TTAGGC）及一些结合蛋白组成，其功能是保持染色体结构的稳定，避免染色体末端的融合。端粒酶能合成端粒 DNA，是一种核酸核蛋白，当端粒被损伤时，端粒酶能够修复端粒，并使其延长。假如端粒长度缩短到一定程度，染色体的稳定性就会受到破坏，最终导致细胞死亡。在人体内，肺二倍体成纤维细胞端区长度随着细胞代数的增加表现出明显的减少。经测定发现，人体外周血白细胞端区长度每年减少约 35 bp（碱基对）。近年来，人们发现人体成纤维细胞染色体在复制过程中，染色体 DNA 每复制一次，端粒就缩短一截，人体成纤维细胞端粒每年缩短十几个碱基。随着细胞分裂次数的增加，端粒 DNA 也在不断地缩短，当缩短到一定程度后，染色体的稳定就不能维持，这时细胞失去了分裂增殖能力而衰老死亡，所以端粒的这种缩短就是衰老的标志。

虽然人类衰老过程中端粒逐渐缩短，但小鼠的端粒并没有明显缩短。即使使用基因敲除的方法去除小鼠的端粒酶，在第一代小鼠死亡时，端粒也没有明显缩短，直到第四代时，小鼠的端粒才明显缩短。人类与小鼠端粒的变化差异，表明仅用"端粒缩短或损耗"解释衰老机制存在片面性。另外，使用流式细胞术分离人体的单个衰老细胞，发现不同细胞中端粒缩短的染色体是不固定的，不存在特定染色体首先缩短的现象，表明端粒缩短具有随机性的特征。

（二）线粒体 DNA 损伤与衰老

线粒体是细胞内的重要细胞器，主要负责产生 ATP，确保人体生理功能所需的能量供应。线粒体为双层膜结构，在显微镜下呈线状或点状结构。线粒体可以进行分裂和融合，如分化成熟的心肌细胞中线粒体成为巨大的膜状结构，以保证心脏的供能需求。从进化角度看，线粒体是与细胞共生的原核生物，具有自身的 DNA 和原核型核糖体，在线粒体内合成部分蛋白。其他的多数蛋白在细胞液中合成，传输到线粒体中，线粒体与细胞核进行大量的信息交换。

线粒体功能失调是衰老的主要原因之一。去除线粒体的细胞难以发生细胞衰老的现象，也从一个侧面证明了线粒体与衰老的密切关系。能量代谢的重要过程——三羧酸循环在线粒体内进行，代谢过程中产生的活性氧自由基（reactive oxygen species，ROS）会对线粒体造成损伤。线粒体存在特异的镁离子依赖的过氧化物歧化酶及其他抗氧化物质，可以中和产生的 ROS。据测定，细胞中 90% 的 ROS 来自线粒体。当线粒体过度产生 ROS 时，可引起细胞衰老。

线粒体存在的环状 DNA（mtDNA）由于缺乏蛋白保护，其突变率比基因组 DNA 高 10~20 倍。研究发现，mtDNA 的突变是许多与衰老有关的退行性疾病的主要原因，这些衰老病与细胞的氧化还原调控机制的失衡相关。mtDNA 是细胞能量的转化系统，在细胞的合成、细胞的转化及其信息传递过程中起着重要作用。mtDNA 是双股环状 DNA，具有特殊遗传特征，mtDNA 突变率较高，随年龄增长等因素，使 mtDNA 突变积累，线粒体的氧化磷酸化能力降低，细胞产生 ATP 的量逐渐减少，这是发生衰老的基础。

mtDNA 片断缺失与衰老的正相关性可致人类多种老年退行性疾病。mtDNA 突变的后果非常严重。科学家推测，有几种老年常见病（如 2 型糖尿病、帕金森病和阿尔茨海默病）与线粒体功能减弱有关。当前，许多国家已把 mtDNA 的损伤和抗损伤作为检测抗衰老药物的重要指标。

（三）相关基因与衰老

衰老基因学说认为生物的自然寿命是由其各自的遗传基因所决定的，遗传基因中可能由特定的衰老基因专门控制衰老进程。目前已发现多个与衰老相关的基因，主要包括：①导致衰老的基因（如端粒等）；②与增龄相关疾病易感的基因（ApoE 基因等）；③长寿及衰老基因；④基因组稳定性与衰老。衰老基因调节学说认为衰老是某些基因发生了顺序激活和阻遏，使细胞分裂速度逐渐减慢，最终停止。基因遏制平衡论认为，上级基因启动下级基因，然后上级基因失活，如此往复，直至全部基因失活，这个学说的核心内容是基因的有序失活。

与人类衰老相关的基因各自存在于 1、4、6、7、11、18 号染色体及 X 染色体上。目前发现的长寿基因，一类称为蛋白质生物延长因子基因，另一类称为抗氧化酶类基因。这两类长寿基因可使生物体内代谢维持正氮平衡，并且保护人体组织免受自由基的损伤，从而延长人类寿命。p16 基因是一种调节基因，它与衰老密切相关。p16 基因水平升高能够诱发端粒持续性缩短，因此抑制 p16 基因的表达可使 DNA 修复能力增强，端粒缩短速度减慢，细胞衰老过程减缓。

（四）基因组稳定性与衰老

基因组的稳定性不仅与生物保持基因表达的调控功能有关，还与衰老密切相关。人体的 DNA 与组蛋白结合形成高级、有序的染色质结构，其中涉及表观遗传学修饰。这些结构不仅有利于基因表达调节，也有利于 DNA 损伤的修复。随着年龄的增加、衰老程度的加深，基因组的稳定性下降，细胞清除突变基因的能力降低，导致更多的突变积累。正是由于衰老导致免疫细胞的功能下降、清除突变细胞的能力下降，使突变细胞存活下来，容易发生恶性转化，这就是为什么老年期容易发生肿瘤的原因。

（五）自由基与衰老

自由基是体内独立存在的，含有一个或一个以上未配对电子的离子、原子、原子团或分子。1956 年，英国学者哈曼提出自由基学说，他认为细胞代谢过程中不断产生的自由基是引起衰老的主要原因。人体内自由基的来源有两个方面，一种是外源性自由基，由环境中的高温、光解、辐射以及化学物质等导致共价键断裂产生；二是内源性自由基，它是人体自由基的主要来源，由体内各种代谢反应产生。自由基极不稳定，容易与其他物质发生反应，生成新的自由基，因而往往有连锁反应。低浓度且适量的自由基能够促进细胞增殖，促使吞噬细胞杀灭细菌，刺激白细胞，消除炎症，分解毒物，是人体生命活动所必需的。但当自由基过量后，会引起机体损伤，导致不饱和脂肪酸氧化成超氧化物，形成脂褐素，还会破坏细胞膜及其他重要成分，造成蛋白质以及酶变性，从而导致和加速衰老。

（六）昼夜节律与衰老

从整体角度看，衰老进程涉及多个系统的衰退性变化、激素的分泌异常，尤其是神经系统的变化。老年人最显著的衰老表现是睡眠，往往表现为入睡困难、深度睡眠时间短，醒得早，这与昼夜节律的变化有关。

昼夜节律是指人体随地球白天和黑夜24小时变化而出现的生理节律现象，控制该节律的机制称为昼夜钟。昼夜节律调节，如免疫功能、激素分泌、代谢、应激、睡眠的起始和觉醒等多种生理功能紊乱与肿瘤、心脑血管疾病和精神性疾病的发生密切相关。昼夜节律通过感受周围的环境变化，调节体内多项生理功能。人类中起整体控制作用的昼夜钟位于大脑视丘后叶视交叉上核，接受光、温度等启动信号，从而控制外周昼夜钟的运行。至少有11种核心分子参与组成昼夜钟。昼夜钟在没有外界刺激的情况下能自动运行，具有温度补偿性，采用相似的转录－翻译反馈调节机制。

昼夜节律的紊乱与代谢综合征、肿瘤、抑郁症等多种慢性病的发生与发展有关，可以说是导致和影响老年病的重要因素之一。核心分子*CLOCK*基因缺失的小鼠可发生代谢性疾病，出现高脂血症、高瘦素血症和高甘油三酯血症，并出现明显肥胖。*Bmall*基因缺失的小鼠大约1年就会明显出现早老症状，如肌肉减少、白内障、器官萎缩、皮下脂肪变薄，52周后就可死亡。昼夜钟缺失导致小鼠的短命现象充分说明了其在衰老中的重要作用。

睡眠是人类十分重要的生理机制，人一生的1/3时间是在睡眠中度过的。睡眠对于恢复体力、维持人体的正常生理功能、巩固记忆有着不可替代的重要作用。睡眠的控制区域在大脑，涉及多个脑区的相互作用，如下丘脑区、海马区。睡眠的生理过程可分为起始、维持和觉醒阶段，昼夜节律控制睡眠的起始和觉醒，通过自身运行变化、影响体液和神经激素分泌等机制影响睡眠。

目前研究最多的是褪黑素对睡眠的调节机制。褪黑素是人体内最强的抗氧化剂，具有促进睡眠的作用。褪黑素在松果体中合成，深夜0至4点时在人体中的含量达到最高峰，其合成的关键酶芳基烷胺乙酰转移酶的活性受昼夜节律的调节。对于盲人的一项临床权威研究表明，褪黑素确实能调节人体的昼夜节律。而老年人的松果体萎缩，褪黑素合成的高峰值明显降低，导致峰值没有出现，从而引起老年人睡眠障碍。因此，适度补充褪黑素对于改善老年人的睡眠具有十分有效的作用。

三、抗衰老的研究进展

长期以来，人类寿命的延长主要依赖医学的进步和疾病的解除，然而单靠防治疾病来延长寿命已远远不够，必须从研究衰老的本质入手，从根本上设法延缓衰老的速度。数千年前人类就开始了对延缓衰老的研究，中医药学在这方面亦有重要贡献。抗衰老研究成果除涉及生活习惯和锻炼方法等方面外，其进展还包括以下方面。

（一）长寿基因和衰老基因的研究进展

大量研究资料证明，物种的平均寿命和最高寿命是相当恒定的，因此物种的寿命显然是在一定程度上受遗传基因控制的，因而这里自然涉及所谓的"衰老基因"和"长寿基因"的概念。衰老基因和长寿基因都是一个广义概念，并不针对某个基因而言，而是泛指那些具有引起或延缓衰老作用的基因。

1. 衰老基因

衰老基因和长寿基因是一个矛盾的两个方面。线虫研究表明，$age-1$ 单基因突变可提高平均寿命 65%，提高寿限 110%。研究还发现线虫的寿限与 clk 基因以及 daf 基因家族密切相关，clk 突变株线虫发育晚于野生株，细胞周期及代谢率减慢，紫外线耐受能力增加。clk 基因可影响神经、肌肉等非增殖细胞的寿命。据报道，$daf-2$ 与 $clk-1$ 双突变的线虫的寿命为野生型的 5 倍多，在 25 ℃环境中寿命由 8.5 天增至 49 天，说明 clk 与 daf 基因家族有促使衰老作用的基因。

近年来，人类细胞衰老基因研究也取得了较大进展。例如，以细胞融合技术将永生化细胞与正常细胞融合，发现永生化细胞之所以"永生"，是由于其衰老相关基因的隐性缺陷所致。Werner 早老综合征是一种常染色体隐性遗传病，其细胞可传代数远低于正常人，据报道该病与一种长寿相关的 WRN 基因突变有关。一系列的老年人常见病既可看作老年性特点，又可加重衰老过程，从这一角度来看，某些与老年性疾病有关的基因也可看作衰老基因，如载脂蛋白 $E\varepsilon4$ 基因表达活跃时易发生冠脉硬化与阿尔茨海默病。

2. 长寿基因

机体内存在与抗衰老或长寿有关的基因，可以统称为长寿基因。蛋白质生物合成的延长因子 -1α（$EF-1\alpha$）转基因于果蝇生殖细胞，可使子代果蝇比其他果蝇寿命延长 40%，说明 $EF-1\alpha$ 可能具有长寿作用。

（二）抗氧化剂与抗氧化酶的研究进展

越来越多的研究证明，机体代谢过程中氧化还原反应瞬变形成的自由基及其诱导的氧化反应在生物衰老过程和某些疾病的发生与发展中占有重要地位。过氧化反应与保护作用之间的稳定平衡状态主要是由抗氧化活性物质来维持的，随着年龄的增长，抗氧化活性进行性减少。许多学者曾研究了抗氧化活性物质（抗氧化剂和抗氧化酶）的抗衰老效应及防治老年病的疗效，认为这是最有希望的抗衰老药物筛选剂。

1. 抗氧化剂

此类制剂可捕获在各种化学反应中所产生的活性极高且瞬间即逝的对人体损害很大的自由基，并使之成为惰性或非活性自由基。由于此类制剂能净化自由基，因此又称为自由基净化剂。抗氧化剂包含多种制剂，如维生素 E、维生素 C、丁基羟基甲苯（BHT）、2-巯基乙胺（2-MEA）、乙氧喹、半胱氨酸和谷胱甘肽等。研究表明，多种抗氧化剂可延长小鼠的寿命，如 BHT、乙氧喹等。目前，这些制剂有的已应用于人体。Tappel 曾联合应用维生素 E、维生素 A、维生素 B，证明对男性和女性老人的衰老情况都有明显的改善作用。抗氧化剂的另一个抗衰老机制是抑制脂褐素的形成。脂褐素是细胞的不饱和脂质过氧化产物及其分解产物以及许多其他成分共价缩合而成的残余体。抗氧化剂能阻断过氧化连锁反应，干扰脂褐素的形成。业已证实，增加维生素 E 的饮食可使脂褐素的积累降低,尤其在肝脏表现得更明显,如维生素 E 和维生素 C、BHT、硒及蛋氨酸联合应用则效果更佳。

2. 抗氧化酶

抗氧化酶包括超氧化物歧化酶(SOD)、过氧化氢酶(CAT)、过氧化物酶(POD)、谷胱甘肽过氧化物酶(GSH - Px)和谷胱甘肽还原酶(GSSG - R)。各种氧化酶活性在大部分组织中皆随增龄而下降,因而导致机体降低防御过氧化物诱导损伤的功能而加速衰老。业已证实,抗氧化酶的应用能增加动物的寿命,此外尚能治疗某些老年性疾病,如 SOD 可预防关节炎并能减轻该病的症状,CAT 对冠心病亦有一定的疗效。

(三)调节遗传钟与抗衰老的研究进展

根据"遗传钟学说",组成人体的大部分细胞从胚胎开始共分裂约 50 次,每次分裂周期为 2.4 年,此后即停止正规的分裂而死亡。每种动物细胞分裂次数是不同的,因而其寿命也不相同。

这种事前安排好的分裂次数和分裂周期,就是所谓的遗传钟。如果设法增加细胞分裂的次数或延长细胞分裂的周期,就可达到长寿的目的。

1. 增加细胞分裂的次数

维生素 E 抗衰老效应的研究揭开了操纵遗传钟的开端。维生素 E 能延缓实验室培养的人肺细胞的正常衰老过程。若将年轻细胞的细胞核取出来,置入年老细胞的细胞质中,则年老细胞可按年轻细胞的分裂次数继续分裂下去,大大增加了细胞的分裂次数,延长了细胞的寿命。这一发现虽然离实用阶段尚有一定距离,但却给人们打开了探索抗衰老的新途径。

2. 延长细胞分裂周期

降温可能是抗衰老的方法之一,在合理的限度内,体温每降 8 ℃就可延长寿命一倍。由于各种化学反应(包括与衰老有关的化学反应在内),都会随温度下降而变慢,因此降温可使细胞分裂周期延长。但如以调节环境温度的方法来改变温血动物的体温,就会遇到难以克服的障碍,只有设法影响体温调节中枢,降温延寿才有望实现。

(四)增强免疫功能与抗衰老的研究进展

人的寿命与免疫防御功能的健全与否有着密切关系。衰老的进程至少部分起因于机体免疫保护的进行性破坏,具体表现为随年龄增长,细胞免疫、体液免疫和免疫监视功能的进行性衰退。因此,维持正常的免疫功能对抗衰老具有重要意义。

1. 胸腺素

胸腺是免疫系统的主要腺体,对 T 细胞的产生和维持其功能起重要作用。细胞的生长与衰老都与胸腺的功能状态有关。由于胸腺在青春期以后逐渐退化,胸腺素也逐渐下降,T 细胞数随之减少,因此细胞免疫能力也因而下降,这些现象与衰老、感染、自身免疫以及伴随衰老而来的恶性肿瘤都有因果关系。Goldstein 发现胸腺功能随增龄而急剧下降,并与衰老有平行关系,认为可能是衰老的主要因素。如给动物注入胸腺素,激发已"衰竭"的免疫力,则可延长其寿命。目前认为利用胸腺素来提高 T 细胞功能对推迟某些老年病的发生和发展，以及防止早老方面是很有希望的措施，得到了广泛重视。

2. 移注 T 细胞

直接注射年轻时自身的 T 细胞是抗衰老的另一措施。有研究表明，收集自己年轻时的 T 细胞，待年老后再注入经多年冻结后加温复活的 T 细胞，就能提高随增龄引发的多种感染性疾病的抵抗力，从而延长寿命。此种理论若在实际中得以实现，对抗衰老研究将具有十分重要的意义。

(五)限制饮食与抗衰老的研究进展

动物实验发现，喂以最低量食物的小鼠寿命比喂以正常食量的小鼠的寿命延长一倍。多项临床研究发现，长寿老人都是或缺乏食物，或习惯性地摄取低热量饮食，说明限制饮食与延长寿命确有联系。过食会缩短寿命，因为过食可导致肥胖，而肥胖又带来许多老年性疾病，进而缩短寿命。体重超标25%时，死亡率将增加74%，死亡率最低的体重是低于标准体重的15%。

(六)膜稳定剂的研究进展

溶酶体膜变质可致溶酶体酶释放，引起许多其他细胞膜的损害和许多组织底质的水解，导致细胞溶解死亡，因而推测凡能抑制溶酶体膜变质的任何治疗都应能增加寿命。甲氯芬酯(centrophenoxine，Cen)能减少溶酶体酶的活性，将此剂投给果蝇、雄性小鼠和雌性小鼠，其平均寿命可延长 20% ~ 50%。但亦有研究认为，Cen 及其他膜稳定剂对动物的寿命影响不大。另有研究发现，Cen 能抑制培养细胞和动物或人组织中脂质过氧化(lipid peroxidation，LP)的形成，并能清除已积累的 LP，这是它除稳定细胞膜外的又一延寿机制。欧洲某些国家已将 Cen 用于医治衰老，能使症状明显改善。

(七)肠道微生态益生菌的抗衰老作用

研究发现，自由基氧化应激、炎症性衰老、免疫衰老、肠道菌群失调是引发衰老的相关机制。人体胃肠道中的微生物数量(约 100 万亿)约为其体内细胞数量(10 万亿)的 10 倍。随着年龄的增长，在药物、胃肠道感染、饮食等因素的作用下，病理生理功能变化造成肠道微生物群的组成发生改变。肠道通透性的增加可能是这一变化所导致的结果。研究发现，果蝇肠道微生物群的改变发生于肠道屏障功能障碍之前，并对其有预示作用。结肠通透性的增加使细菌及其产物逃逸，会引起全身性的炎症，增加机体免疫系统的负担，导致机体组织破坏及衰老。将来自老年小鼠的微生物群落定植到无菌幼鼠后，发现无菌幼鼠的肠道细胞通透性增加，该研究明确指出与年龄相关的微生物群落组成的改变可导致肠道通透性增加，同时发现无菌小鼠可免受年龄相关性炎症和巨噬细胞功能失调的影响。肠道微生物群落被认为可能是衰老的决定因素，因此，调节肠道微生物群组成也成为抗衰老研究的有效途径。益生菌抗衰老作用的研究大多从其抗氧化、减少炎症、增强免疫力这三个方面研究，证实益生菌对衰老的作用主要体现在对肠道微生物群的积极调节、免疫调节和寿命延长的作用。

(八)延缓衰老药物

根据目前的研究结果，具有延缓衰老作用的药物有雷帕霉素、二甲双胍、白藜芦醇等。治疗糖尿病的二甲双胍是近年来的明星药物，其延缓衰老作用得到了大量的研究证实。二甲双胍可作用于多个靶点，如能非竞争性抑制线粒体甘油磷酸脱氢酶而降低肝糖原新生；此外，还对肠道菌群具有明显的调节作用。美国已经使用二甲双胍进行临床延缓衰老的评价试验，观察其对多种老年病的改善情况。

（九）干细胞和年轻血液的活性因子

补充干细胞和活性因子可延缓衰老。来自年轻血液的活性因子生长分化因子11（growth differentiation factor11，GDF11）明显地改善了衰老症状。美国哈佛大学干细胞研究专家 Wagers AJ 教授团队利用年轻与老年小鼠的联体共生实验，发现 GDF11 能改善老年小鼠的心肌功能，具有抗心肌肥大的作用。他们进一步研究发现：给老年小鼠使用 GDF11 能明显恢复肌肉干细胞的基因组稳定性，改善肌肉功能，并可提高小鼠的运动能力，此外还能改善大脑皮层的血管，促进神经再生，改善老年小鼠的嗅觉功能。另一项联体共生实验发现年轻小鼠的血液能明显地改善老年小鼠的认知功能，增加突触的可塑性，明显活化海马区与记忆相关的蛋白表达。

近年来，用干细胞尤其是自体干细胞延缓衰老也进行了一些探索。就目前的研究结果看，仍然缺乏严谨、关键的实验证据。由于干细胞也能分泌许多活性因子，即使干细胞注射液有效，但仍然还无法区分是活性因子有效，还是干细胞自身起作用。干细胞在体内的成活率受多种因素影响，目前缺乏此方面的对照研究。

综上所述，经过近些年的大量研究，初步阐述了延缓衰老的科学基础，大量的科学证据表明延缓衰老是切实可行的策略。此外，部分成果已经应用于人类的维护健康实践。相信随着相关生物科技的快速发展，延缓衰老技术和产品将不断涌现，可大量用于老年健康的干预，增进健康和延长寿命。

四、人体老化性变化

随着年龄的增长，老年人各系统发生了一系列形态结构与生理功能变化。受衰老影响的各系统或器官可发生相应的变化：①脂肪增加、非脂肪成分减少、肌肉减少、肌酐产生减少、机体总体水量减少导致药物浓度发生变化、肌力下降、容易脱水；②DNA损伤增加、DNA 修复能力下降、氧化能力下降和细胞加速老化、纤维化增加、脂褐素积累增加导致癌症发生危险增加；③多巴胺受体数量减少、α-肾上腺素能反应下降、毒蕈碱样副交感神经的反应增强容易引起帕金森样的症状；④内脏血流减少和肠道转移加快可导致便秘和腹泻；⑤固有心率和最大心率减低、压力反应迟钝、舒张功能下降、房室传导时间延长、心房和心室异位增加导致晕厥、射血分数下降、房颤发生率增加、舒张功能不全和舒张性心力衰竭发生率增加；⑥T 细胞和 B 细胞功能下降容易导致感染和发生癌症的可能性增加、抗体对免疫或感染的反应能力下降、自身抗体产生增加；⑦肾血流减少、肾体积缩小、肾小球滤过率减低、肾小管重吸收和分泌功能下降、排出自由水能力下降导致脱水、血药浓度和副作用增加；⑧肝脏体积缩小、肝血流减少和 P-450 酶活性减低导致血药浓度改变；⑨肺活量下降、肺弹力下降、残气量增加、FEV 减低、V/Q 不匹配容易发生呼吸困难和肺炎等；⑩关节软骨变性、纤维组织增生、糖基化和胶原交叉连锁导致关节缩短和骨性关节炎；⑪雌激素和孕激素减少、睾酮分泌减少、生长激素分泌减少、维生素 D 吸收和活化减少、甲状腺异常概率增加、胰岛素抵抗增加、骨盐丢失、ADH 对渗透刺激分泌增加、骨量减少、肌量减少、骨折风险增加、阴道干燥，容易发生水中毒；⑫衰老同时影响眼、耳、鼻等器官的功能。大多数年龄相关功能在 30 岁之前达到顶峰，之后逐渐下降，但是对日常活动影响小或者没有影响。

(一)身材的改变

老年人在增龄过程中引起身高与体重的下降，这是由于椎间盘逐渐变薄，脊柱缩短导致的。老年人骨代谢异常可致骨质疏松而发生脊柱后突，站立时髋部及膝部屈曲，使身高变矮。老年人身材的典型特点是四肢较长，躯干较短，随着年龄增长，胸廓逐渐增大。

(二)体重与皮下脂肪的改变

老年人随着年龄增加体重会下降。我国 60～80 岁老年人中，男性体重平均下降 4.8 kg，女性体重平均下降 3.7 kg。大多数老年人随着年龄增加，组织内脂肪含量增加，身体脂肪比例可能增加 30% 以上，脂肪分布也发生改变，皮下脂肪减少，而腹部及臀部脂肪明显增加。皮下脂肪减少导致外形发生相应改变，如皮肤变薄、起皱纹、脆弱，体形也发生变化，原有的凹窝，如锁骨上窝、肋间隙等也更加明显。

(三)毛发的改变

老年人毛发的变化随种族、年龄、性别而有所不同。老年性白发由两鬓开始，由少变多。老年人脱发可以半秃或全秃。男性老年人眉毛、鼻毛和耳毛过度生长，女性上唇与腮部汗毛也过度增长。腋毛与阴毛脱落与内分泌功能减退有关。

(四)皮肤的改变

老年人真皮乳头变低，使表皮与真皮界面变平，表皮变薄，真皮网状纤维减少，弹性纤维逐渐失去弹性且易断裂，胶原纤维更新变慢，老纤维居多，胶原蛋白交联增加，使胶原纤维网的弹性降低。皮肤松弛，不再紧附于皮下结构，细胞间质内透明质酸减少而硫酸软骨素相对增多，使真皮含水量降低，皮下脂肪减少，汗腺、皮脂腺萎缩。由局部黑素细胞增生而出现的大小不等的褐色斑点，称作老年斑。

(五)面容的改变

老年人皮肤失去弹性，颜面部皱褶增多，最先见于前额，其次见于眼角、鼻根部和鼻唇沟。面部汗腺、皮脂腺分泌减少，使面部皮肤干燥，缺乏光泽，可出现老年斑。由于皮下脂肪减少，弹性减退，眼睑、耳及颏部皮肤下垂，眼球也可因局部脂肪减少而内陷。角膜外周往往出现整环或半环白色狭带，叫作老年环(或老年弓)，为脂质沉积所致。

(六)视觉和听觉的改变

人体随着年龄增大，在很多方面会发生显著改变，出现最早的老化可能是眼睛不容易聚焦在近物上,称作老视。常在 40 岁左右,许多人发现不用眼镜就很难看书、看报。听力也随年龄变化,人们对高音调的听觉失去正常的听力,称作老年性耳聋。因此,年老的人可能会发现小提琴的音调不再像年轻时那样动人。同样,因为讲话中大多数闭音节的辅音是高音调,如 k、t、s、p 和 ch,所以年龄大的老年人可能认为其他人总是在咕噜咕噜地说话。

(七)循环系统的改变

老年人的循环系统由于年龄增长而会发生一系列的生理性老化改变,从而影响其正常的生理功能,这是导致老年人循环系统疾病发生率较高的主要原因。

1. 心脏的老化改变

随着年龄变化,无论在静止还是运动中,一系列的心脏改变已经发生了,包括心肌细胞构成、心脏结构和心血管功能的变化。在解剖学上的变化总结如表 1-1 所示。

表 1-1　心脏解剖学中与年龄相关的正常改变

项目	年龄相关性改变
心脏体积及重量	心脏重量增加,左室重量和左室壁厚度增加;心脏轻度肥大
心肌组织	心肌纤维化,心肌胶原含量增加
各腔室结构	左室腔容积减小,心脏长轴缩短,主动脉右移并扩张,左心房扩张,间隔老化
心脏瓣膜	瓣膜叶和瓣膜环钙化和脂肪变性
冠状动脉	冠状动脉扩张和钙化
传导系统	特殊细胞和纤维细胞的纤维化和丢失,窦房结处 75% 起搏细胞丢失,房室结和左室肌束纤维化

(1)心肌细胞构成的变化:具体包括以下几个方面。

1)心肌细胞肥大:心肌细胞肥大是压力反射和后负荷增加的反应之一。与年龄有关的细胞肥大标志着消耗的过程。在小鼠心脏中,心肌细胞大小的不均一性会随着年龄增长明显增加,最大的细胞也是最容易发生应激损伤的细胞。

2)心肌细胞变性:年龄增长会导致心肌细胞损失,包括心肌细胞凋亡和心肌细胞坏死。健康人一生中心脏的心肌细胞数量会减少 50%,那些存活的心肌细胞体积会增大,大小不一。老年人心脏中普遍会发现有局部碱性变性,主要是由于糖原分解作用异常和脂褐素作用所致。脂褐素是一种消耗性色素,它可使心肌层出现肉眼可见的暗色,被称作褐色萎缩。在每个老年人的心脏中,脂褐素占心肌体积的 10%。但目前这种改变不能通过常规诊断技术发现,褐色萎缩功能上的意义尚不清楚。

3)结缔组织:显微镜下可观察到衰老心肌中弥漫性纤维化灶,其形成原因是间质胶原增加。纤维组织表现出精细的结构,而不像急性损伤引起的纤维化斑(如心肌梗死后的表现)。虽然心肌缺血和高血压都可以加速纤维化进程,但心肌纤维化与它们并没有独立的联系。

4)老年心脏的淀粉样变性:大多数 90 岁以上人群心脏中存在不同程度的淀粉样变性,但在 60 岁之前这种变化并不普遍。它的意义尚未明确,但是通过多普勒检查,它可能参与左心室舒张期动度减低。

5）肥胖：随着年龄增长，右心室心外膜和房室沟处脂肪沉积增加，在女性和肥胖人群中更加明显。之前人们认为这一变化对心脏是没有影响的，但最新数据显示，心肌层和心外膜显著的脂肪浸润可以显著影响心脏功能，因为脂肪细胞有代谢作用和激素作用的活性，可以产生一系列细胞因子、脂肪因子（包括新发现的脂肪因子 CTRP、脂联素）等，这将是令人感兴趣的一个研究领域。

（2）心肌细胞结构的变化，具体如下。

1）心脏的质量：男性平均心脏质量与年龄无关，而且比同龄女性心脏质量重，而女性平均心脏质量明显与年龄有关。

2）心腔的大小：有研究认为，随着年龄增长，左心室收缩期和舒张期的内径都减少。大多数超声心动图和尸检研究发现，没有心血管疾病的人群左心房大小随年龄（30～70岁）增长而明显增大。目前年龄引起左心房舒张的后果尚不清楚，但它会导致老年人中常见的特殊疾病，如心房纤颤。

3）主动脉：随着年龄增长，主动脉直径逐渐增加，尤其是主动脉根部，其变化的程度为30～70岁增加22%。主动脉壁的厚度同样随年龄增长明显增加，并不依赖于动脉粥样硬化，并且主动脉顺应性下降。

4）瓣膜和心内膜：由于血液流体压力的影响，老年人心瓣膜会发生纤维化，且随增龄而加重，瓣膜变厚、僵硬，瓣膜缘增厚，部分形成纤维斑块，可有钙化灶。瓣叶交界处可有轻度粘连，导致瓣膜变形，影响瓣膜正常闭合，有二尖瓣和主动脉瓣血液反流，临床上可能听到瓣膜杂音，但很少导致狭窄，上述改变称为"老年退行性心瓣膜病"。心内膜改变主要是内膜增厚、硬化，由于左侧心房和心室血流压力和应力影响较大，故受累较右侧心房和心室明显，心包下脂肪增多。

5）冠状动脉：随着年龄增长，冠状动脉变得扩张和扭曲，可能与血流动力学改变有关，冠状动脉侧支也随着年龄增长而变多、变大。在非常年老的人群中普遍发现动脉中层钙化（血管硬化），并且与性别无关，在周围血管中，它将有助于增进年龄相关性系统收缩压和动脉阻力。老年人中常出现的一种终末期肾衰竭综合征是一种主动脉瓣前叶、二尖瓣环和冠状动脉的心脏钙化三联症，也称为老年型钙化综合征。

6）整体表现：老年人的心脏因为年龄相关的变化而具有特征性的几何构型，尤其是心腔变化，包括长轴尺寸的缩短、收缩期和舒张期左心室内径轻微减小、主动脉根部扩张右移以及左心房舒张，这些改变和主动脉瓣环、二尖瓣环的局部钙化也可以作为老年人群的特征性改变，有助于只通过超声心动图来鉴别患者的年龄组。

（3）安静状态下年龄引起的心脏功能改变：随着年龄变化而出现的心血管功能变化总结如表1-2所示。

表 1 - 2   心血管生理功能与年龄相关的正常改变

项目	年龄相关性改变
心排血量	最大心排血量降低
心率	最大心率降低
射血分数	最大射血分数降低
心室功能	左心室硬度增加而舒张功能降低
血管反流情况	血管反流增加
心电图	P - R 间期、QRS 波群和 Q - T 间期延长；电轴左偏
动脉血管	动脉硬化及动脉阻力增加
血压	收缩压升高

2. 血管的老化改变

（1）动脉结构的衰老变化：随着年龄增长，动脉的超微结构发生一系列变化，并可能表现为血管硬度增加。内弹力层和间质中的弹力蛋白断裂，可能与金属蛋白酶不恰当激活有关。胶原增加并发生交联，使基质变硬，特别是血管内膜中层更加明显。

随着年龄增长，主动脉内径、长度和壁厚都会增加。由于主动脉近端和远端是固定的，这种长度增加将导致其弯曲、扩张和右移，这种现象在老年人 X 线胸透中常常可见。

（2）衰老的动脉血管功能改变：衰老的动脉血管对作用于血管的活性物质反应降低。例如，一氧化氮（NO）是一种血管扩张药，当来源于衰老个体的主动脉暴露于 NO 的直接供体（硝普钠）时，血管虽呈现适当舒张，但是血管对通过 NO 介导发挥作用的试剂（乙酰胆碱）反应却不敏感。

（八）呼吸系统的改变

随着年龄增长，老年人呼吸系统的结构和功能也会发生相应的改变。

1. 胸廓和膈

老年人胸廓最明显的改变是呈桶状胸，即胸廓前后径增大，横径变小，前后径与横径比值增大。这种改变是由于老年人脊柱退行性变和骨质疏松，椎骨前端压缩大于后部而形成胸椎后凸，骨的走向发生改变，由青年时从后上方向前下斜行变成老年时的从后向前的水平走行，上部肋间隙增宽，引起肺上叶相对扩大。此外，肋软骨钙化，胸肋关节及关节周围韧带钙化，肋骨活动度减小，使整个胸廓活动度受限，顺应性明显减低，呼吸活动多由膈肌和腹壁肌肉实现。

2. 呼吸肌

呼吸肌的退变表现为肌纤维减少、肌肉萎缩，同时非功能性脂肪组织增多。膈肌是最主要的呼吸肌，老年人膈肌运动能力较年轻人大约降低 25%，导致肺活量和最大通气量等减少。

3. 鼻、咽、喉

老年人鼻黏膜变薄，腺体萎缩且分泌减少。由于老年人鼻软骨弹性减弱，鼻尖下垂，鼻前孔开口方向由青年时向前水平开口变为向前下方开口，使经鼻的气流形成涡流，气流阻力增加，常迫使老年人用口腔呼吸，导致鼻腔对气流的过滤、加温、加湿功能减退或丧失，因此容易引起口渴，下位气道负担加重，气道整体防御功能下降。老年人咽部黏膜和淋巴组织萎缩，腭扁桃体萎缩尤为明显，导致咽腔变得宽大。随着增龄，咽黏膜变薄，上皮角化，固有膜浅层水肿，甲状软骨骨化，防御性反射变得迟钝。咽喉黏膜感觉、会厌反射功能降低，咽缩肌活动减弱，容易产生吞咽障碍，也容易使食物及咽喉部寄生菌进入下呼吸道，引起吸入性肺炎。

4. 气管、支气管

老年人气管内径增大，以横径增大为主，女性尤为显著。老年人气管、支气管会出现以下变化：①黏膜上皮萎缩、增生、鳞状上皮化生、纤毛倒伏、杯状细胞增多；②黏膜弹性组织减少，出现钙盐沉积和骨化；③支气管壁还可见一些淋巴细胞浸润。老年人小气道杯状细胞数量增多，分泌亢进，黏液滞留，部分管腔变窄、气流阻力增大，容易发生呼气性呼吸困难，并常发生早期小气道萎陷和闭合。由于管腔内分泌物排泄不畅，因此发生感染的机会增多。

5. 肺气道缩小

此为老年人肺脏的主要表现。尸检资料显示，40岁以后平均细支气管直径明显减少。细支气管的变化和相应的呼吸道阻力增加主要是由于老年人肺组织的弹力纤维减少和胶原纤维增多所致，这也是老年人肺脏各种生理改变的组织学基础。老年人肺泡壁弹力纤维减少、胶原纤维增多、肺泡回缩力减弱，以及肺泡壁周围的弹力纤维组织退行性改变，使肺泡壁断裂而发生肺泡相互融合、肺泡数量减少，导致肺泡腔变大，从而形成老年人肺气肿或慢性阻塞性肺疾病。

衰老对肺功能的影响如表1-3所示。

表1-3 衰老对肺功能的影响

项目	具体表现
最大呼气流速	最大呼气流速下降：FEV_1减低，FEV_1/FVC减低
残气量及肺活量	FRC和RV增加，VC更低，TLC稳定
氧弥散量	弥散量（氧摄取）更低
通气血流比例	V/Q不匹配导致更低的PO_2和SpO_2
呼吸肌	呼吸肌强度和耐力更低
胸壁顺应性	胸壁更僵硬（顺应性更小）
肺组织顺应性	肺组织顺应性增加（肺组织回缩力丢失）
呼吸动力	呼吸动力减少（由低氧、高碳酸血症和阻力负荷所致）
气道反应性	气道反应性增加（但支气管舒张反应不变）

注：FEV_1指第1秒用力呼气容积；FVC指用力肺活量；FRC指功能残气量；RV指残气量；VC指肺活量；TLC指肺总量；V/Q指通气血流比例；PO_2指氧分压；SpO_2指经皮动脉血氧饱和度。

(九)消化系统的改变

随着年龄增长，口腔黏膜逐渐角化，唾液腺萎缩，唾液分泌减少，故老年人常感到口干及吞咽不畅，容易发生口腔黏膜溃疡。牙龈及压根逐渐萎缩，牙齿容易脱落。味蕾萎缩导致味觉障碍。唾液中淀粉酶含量减少且 pH 值降低，不利于食物初步消化。牙釉质和牙本质随增龄而磨损，使神经末梢外露，对冷、热、酸、甜刺激过度敏感，导致疼痛。老年人食管上段横纹肌和下段平滑肌收缩力减弱甚至消失，约半数 90 岁以上老人食管不蠕动。老年人胃黏膜萎缩，胃液分泌减少，是萎缩性胃炎的主要相关因素。老年人食管蠕动、胃内容物排空速度及胃肠消化吸收能力均降低，钙、铁及糖等吸收更差，肠运动功能降低，容易发生便秘。消化系统分泌功能从初老期就开始下降，游离盐酸及总酸度均下降，至老年期可下降 40% ~50%。

自 40 岁起，胃蛋白酶原分泌明显减少，胃消化能力减弱。约 35% 的 60 岁以上老年人胃酸偏低或者缺乏，对进入胃的细菌杀灭作用减弱或者丧失，促胰液素释放亦降低。随年龄增长，胃平滑肌层变薄或者萎缩，收缩力减低，胃蠕动减弱，胃排空延迟，因此老年人不仅容易有消化不良，而且容易发生便秘。此外，老年人肝重量下降，且与体重明显相关，肝细胞减少，双核细胞增加，胆石症发生率增高。因胆囊、胰腺均出现老化，功能下降，故老年人易患肝纤维化、胆囊炎、低蛋白血症及糖尿病。

（十）内分泌系统的改变

1. 损害的稳态调节

内分泌系统的正常老化表现为一个进行性储备能力下降，引起对变化的环境适应能力下降。这个稳态调节能力下降反应在激素合成、代谢和活性的重要改变，但这些变化在基础状态时可能是隐匿的，无临床表现。事实上，很多激素和代谢物质的基础血浆浓度在正常年龄时是基本不变的，这种情况可以由空腹血糖水平说明。正常情况下，老年人空腹血糖变化幅度很小，但当有葡萄糖负荷时，健康老年人的血糖升高水平要远远高于年轻成年人。

2. 甲状腺功能下降

一般 50 岁以后，甲状腺重量会减轻，滤泡变小，血管狭窄，结缔组织增多，发生萎缩和纤维化，加之垂体前叶分泌的促甲状腺素减少，故老年人甲状腺利用碘的能力减弱。此外，老年人血清中甲状腺自身抗体增多，也会影响甲状腺的功能。这些因素共同决定了老年人甲状腺功能低下，基础代谢率降低。

3. 性激素分泌减少

性腺是随着增龄老化最明显的内分泌腺。男性 50 岁以后睾酮分泌下降，血中游离睾酮水平下降，同时睾酮受体数目减少或受体敏感性下降，致使性功能逐渐减退。女性雌激素水平在 30 ~40 岁时急剧下降，60 岁降低到最低水平，60 岁后稳定于低水平。中年以后，女性卵泡逐渐丧失，性激素分泌明显减少，导致性功能与生殖能力逐渐减退。

（十一）神经系统的改变

随着年龄增长，老年人神经系统会出现相应的老化改变，主要包括以下几个方面。

1. 脑的老化

大脑衰老在细胞和分子方面与其他系统器官有许多共通之处，包括蛋白质、核酸和生物膜脂质的氧化损伤，能量代谢减低以及细胞内外蛋白质聚集。然而，神经细胞表达的基因为其他组织细胞的 50～100 倍，如此复杂的分子结构使得神经系统有其独特的老化改变。

（1）大脑衰老的结构改变：主要表现为脑萎缩，尤其以额叶及颞叶明显，表现为脑沟、脑裂增宽，脑回缩窄，脑室扩大，70 岁以后脑室扩大被认为是生理性老化改变。脑血管的老化表现为脑动脉硬化和动脉粥样硬化，从而阻塞血管或导致血管破裂（卒中），这是造成老年人残疾和死亡的主要病因。即使未引起明显卒中，脑血流灌注减少也可以引起认知功能障碍。

（2）自由基与大脑衰老：老年医学研究已经充分表明，衰老过程中氧化自由基在体内几乎所有组织（包括脑内）形成与积聚增多。阿尔茨海默病（AD）的脑实质和脑脊液中脂质过氧化产物水平显著升高。对 AD 和帕金森病（PD）患者脑组织的研究发现，蛋白质氧化在易受损的脑部区域，尤其是退变的神经元内增加。蛋白质氧化损害了其自身功能，并因此导致细胞功能障碍和神经元变性。

（3）脑能量代谢和线粒体功能变化：衰老过程中，脑血管和神经元细胞本身的改变导致神经元能量获得减少，而包括 AD 和 PD 在内的多种神经变性疾病可加速这种改变。正常老化时出现大脑葡萄糖利用减少，参与代谢的酶活性受到抑制，神经元细胞膜葡萄糖转运蛋白功能障碍，突触线粒体结构发生改变，包括数量减少和体积增大。

（4）衰老过程中神经递质的变化：通过对老年啮齿类动物和人类衰老相关神经变性疾病脑组织的分析，可以证明脑衰老过程中有一系列神经递质的变化，这些变化部分是因为神经变性所致，部分是因为发生细胞损伤缺失。衰老可影响到胆碱能信号途径中有关胆碱输送、乙酰胆碱合成、释放等方面。在 AD 患者中可以发现胆碱能受体信号途径严重缺失，而且与正常衰老相关胆碱能受体信号缺失有质的不同。大脑衰老过程中可见突触前及突触后多巴胺神经递质明显减少，是导致衰老相关运动失控的主要原因，这也可以解释为什么老年人对多巴胺激动剂更容易出现锥体外系反应。

2. 脊髓的老化

脊髓老化的形态学改变以后索较为明显，50 岁开始可见后索脱髓鞘改变，之后其发生率逐渐提高，同时还有薄束核、楔束核、脊髓后跟和后跟神经节变性。60 岁以后会出现脊髓运动神经元细胞数量进行性减少、树突减少和突触变性。淀粉样小体和细胞内脂褐素沉积也随增龄而增加。

3. 周围神经的老化

周围神经的老化表现为有髓及无髓神经纤维数量减少，轴索肿胀或者萎缩，节段性脱髓鞘，亦可见神经纤维再生和髓鞘化，50 岁以后可见神经营养血管狭窄，神经鞘内膜肥厚，结缔组织增生，胶原纤维增加并侵入神经束内。上述结果再附加其他原因，常常引起周围神经病变，如糖尿病性、尿毒症性、癌性、酒精性、维生素缺乏性及中毒性疾病等。

4. 认知功能

随着年龄增长，老年人常出现明显语言障碍及记忆力减退，表现为语言琐碎、重复、词不达意。记忆力减退早期表现为名称记忆障碍，想不起熟人的姓名，继之表现为近事记忆障碍，学习新事物极为困难，常常遗失物品，后期则远记忆力也减退，表现为严重的遗忘。随年龄增加，人体出现渐进性智能衰退与痴呆。

5. 运动功能

运动功能表现为肌肉松弛、肌肉萎缩、动作缓慢、精细动作差。走路时步基加宽，步幅缩短，且步态不稳。

6. 感觉

随着年龄增加，老年人会出现皮肤感觉迟钝，视觉、听觉、嗅觉、味觉、触觉、痛觉、温度觉、压觉、振动觉等均随增龄而阈值上升，平衡觉及内脏觉亦会有迟钝，多出现四肢远端麻木感。

7. 反射

老年人腱反射普遍减弱甚至消失，浅反射(包括足跖反射和腹壁反射)均减弱，而原始反射发生率增多，如掌颏反射等。

8. 自主神经

老年人自主神经功能障碍发生率较高，表现为血压增高不稳或易于发生直立性低血压，出汗增多或出汗减少，怕冷或怕热，对过热或过冷的周围环境适应性较差，瞳孔一般缩小，性功能减弱或大小便控制障碍，也可表现为便秘。

(十二)泌尿系统的改变

在老年人群中，肾衰竭是一个越来越重要的问题，主要包括以下几个方面。

1. 肾功能衰退

肾脏老化主要以肾功能的自然衰退为特点，伴随着肾小球基底膜的增厚、系膜区增宽及局灶肾小球的硬化。正常年轻人肾间质很少，随增龄逐渐增加。与此同时，肾小球数量随增龄逐渐减少，大部分人在 40 岁后每 10 年肾小球滤过率和肾血流量分别下降约 10%，同时因增龄肾小球发生玻璃样变性而功能减退，肾小管细胞也因年龄增长而数量减少，并发生脂肪变性。随着肾小球和肾小管的老化，以及随增龄而肾血流量逐渐下降，老年人的肾功能可能衰减 30% 左右，一般 50 岁左右血中尿素氮开始上升，到 80 岁以后可超过正常范围。

2. 易出现尿液反流

老年人输尿管肌层变薄，同时支配输尿管平滑肌的神经细胞减少，因而输尿管收缩力下降，推动尿液至膀胱的速度减慢，并容易出现尿液反流。

3. 残余尿量增多

伴随着人体的老化，膀胱肌肉会逐渐萎缩，出现纤维组织增生，膀胱容量缩小。膀胱容量一般 20 岁时为 500 ~ 600 mL，50 ~ 60 岁时为 380 mL 左右，75 岁以上时约为 260 mL。由于膀胱逼尿肌收缩无力，使膀胱既不能充满，又不能排空，以致残余尿量(排尿过程结束后仍然残留在膀胱的尿量)增多。一般成年人残余尿量在 50 mL 以下属于正常范围，而 75 岁以上的老年人残余尿量可达 100 mL。

4. 易出现尿失禁及尿路感染

老年男性多有不同程度的尿道括约肌萎缩，所以常有尿失禁者。老年女性尿道肌萎缩并纤维化变硬，因而使排尿速度减慢，残余尿量增多，尿道括约肌松弛，经常出现腹压性尿失禁，即咳嗽或发笑时有少量尿液排出。老年女性尿道腺分泌的具有保护作用的黏液有所减少，以致其抗菌能力减弱，易发生尿路感染。尿路感染是老年人群最常见的细菌感染，常常没有任何临床症状。

5. 前列腺增生致排尿困难

男性40岁以后前列腺即开始增生，早期无任何症状，一般70岁以后增生比较明显时才开始出现尿路梗阻，以致排尿困难、残余尿量增多等。正常男性的前列腺液具有抗菌作用，老年人分泌的前列腺液显著减少，因而降低了尿道的抗菌能力，易于发生尿路感染。

(十三)运动系统的改变

机体衰老时，运动系统会发生一系列的改变。老化相关的改变以及继发于功能丧失的改变都会出现在肌肉及骨骼疾病中。

1. 肌肉弹性下降

老年人骨骼肌细胞内水分减少，细胞间液体增加，致使肌肉弹性下降，功能减退，易于疲劳。随年龄增长，肌肉占体重的比例亦随之下降，30岁的男性肌肉可占体重的42%~44%，而老年人的肌肉只占体重的24%~26%。

2. 骨质疏松

原发性骨质疏松症常见于老年人尤其是绝经期后女性。平时人的骨骼处在不断更新的动态平衡之中，如果由于种种原因骨组织中破骨细胞作用大于成骨细胞，则导致骨吸收大于骨形成，使骨量逐渐减少而出现骨质疏松症。导致老年人患骨质疏松症的主要原因有：①性激素(主要是雌激素)可刺激成骨细胞，抑制破骨细胞，女性40岁以后每年丢失骨量的0.25%~1%，绝经后3年内平均每年丢失骨量的2%~3%，这种状况可持续5~10年。性激素水平低下引起的骨量丢失主要影响四肢，女性四肢骨量的丢失占丢失骨量的40%~50%，而男性约为30%。②老年人户外活动不多，日照时间少，因而体内合成维生素D的量减少，同时老年人肠道消化吸收功能减弱，摄入的维生素D的量也不足，可加重骨质疏松。③沿骨长轴的重力作用可刺激成骨细胞抑制破骨细胞，而老年人活动量减少，因此这种刺激功能会减退，体育运动是防止骨质疏松的最好办法。

3. 骨质增生

骨质增生也是中老年人的常见病。50岁以上者患病率可达80%~85%，其中30%~40%有明显临床症状。当骨组织受到外力(如骨折)、病理性破坏或者当人体长期处于一个固定的姿势工作或学习时，会影响骨组织的平衡与稳定，启动它的自身保护、调节、增生功能。随着人体老化而肌力下降、韧带松弛，原来由肌肉组织承担的重力部分转移到骨组织上，人体便代偿性地以增生的方式加强相应部位骨组织的承受能力。骨质增生易发生在静力作用时间较长、承受负荷较大的部位，故以颈椎、腰椎、膝关节、跟骨等处较为常见，而负荷较小的肋骨、尺骨、桡骨、指骨等处则不易发生骨质增生。

4. 椎间隙变窄

老年人椎间盘的水分和有机物质逐渐减少，椎间隙变窄，同时椎体逐渐出现骨质疏松，使椎体变薄，因而会出现身高下降，男性平均下降 2.25%，女性平均下降 2.5%。基于同样的原因，老年人易患颈椎病和椎间盘突出症。

5. 关节发生退行性改变

随着年龄的增长，人体正常关节的软骨、滑膜均可发生退行性改变。当关节发生退行性变性时，关节软骨中水分减少，亲水性黏多糖也减少。滑膜发生退行性变性，萎缩变薄，表面的皱襞和绒毛增多，滑膜下层的弹力纤维和胶原纤维也随之增多，同时滑膜表面与毛细血管间距离扩大，导致循环障碍，从而导致软骨损害。老年人软骨再生修复能力明显减弱，当关节的损耗超过关节软骨的再生修复能力时，则逐渐形成骨关节病。骨关节病严重者关节软骨可能完全损耗，活动时关节两端仅以骨面接触，因而出现磨损、增生，表现为关节僵硬、疼痛、活动受限并发生变形。

（十四）造血系统的改变

衰老过程主要对刺激驱使的造血有影响，对基本状态几乎没有影响。老年人造血储备能力下降，而且在低水平下，人体对衰老的反应更敏感。对于一个相同的刺激，老年人与年轻人相比，造血异常可能发生较早，而且较严重。基因组不稳定性、DNA 修复损伤导致的先天和后天的变化影响了造血系统的很多方面。过早老化症、DNA 修复缺陷和造血干细胞（HSC）功能损伤之间的联系进一步强调了这一点。因此，DNA 损伤的积累可能是年龄相关衰老的统一机制。造血生长因子引起的造血刺激时间和绝对造血刺激水平与年龄无关，老年人使用造血生长因子的适应证与一般人群无显著区别。

（十五）免疫系统的改变

免疫系统是机体重要的防护系统，对于抵御外界病原菌侵害、维护体内器官和组织正常功能有重要作用。1969 年，Walford 提出免疫功能衰退是造成机体衰老的重要因素。他推测，机体免疫系统功能的紊乱导致老年性疾病的原因主要有以下三点：①自体免疫增加；②机体免疫监视系统功能下降，对癌细胞不能有效监管；③对感染性疾病的易感性增加。随着衰老的进程，免疫系统功能降低，免疫器官、免疫细胞和免疫因子等发生了许多变化。自体免疫的很多抗体可能与老年血管性疾病密切相关。例如：抗磷脂抗体就被发现与许多血管性疾病密切相关，如中风、血管性痴呆、颞动脉炎和缺血性心肌病等，但其具体发挥作用的机制还不清楚。众所周知，肿瘤的发病率在老年人要远远高于年轻人，这可能与老年人免疫监视功能及免疫清除功能下降有关。在同样的条件下，老年人对流感病毒、肺炎球菌及泌尿系统病原菌的感染要多于年轻人，同时，老年人的皮肤感染、胃肠炎、结核病以及带状疱疹等感染性疾病的发病率和死亡率也明显高于年轻人，住院期间的院内感染情况也高于年轻人。除了原发性免疫系统老化之外，继发性免疫系统缺陷在老年人发病中也起到了至关重要的作用，营养不良、多病共存、多药治疗、精神压抑等因素都容易引发继发性老年人免疫功能缺陷，从而加速各种疾病的病程，不利于老年人的预后。

（王晓明 孙阳）

第二章　老年疾病概述

第一节　老年疾病的概念与分类

一、老年疾病的概念

老年疾病（age – related diseases，ARD）是指老年人患病率随着增龄而显著增加的慢性疾病。

二、老年疾病的分类

老年疾病目前主要分为三大类。

（1）共有疾病：指老年人和中青年人都可发生的疾病，如高血压、冠心病、脑血管病、恶性肿瘤及糖尿病等。这类疾病病因较多，发病机制仍需深入研究，因缺乏治愈手段，故重在早期预防。研究重点应放在诊断、治疗和预后与中青年人的异同上。

（2）特有疾病：指中青年人一般不发病，只发生于老年人的疾病，如钙化性心脏瓣膜病、痴呆、缺血性肠病、老年良性前列腺增生和白内障等。

（3）特有症状（老年综合征/老年问题）：指中青年人一般不发病，只发生于老年人的特有症状，如跌倒、尿失禁、肌少症等。增龄性器官、组织的退行性变是其发病的基础，也是老年疾病临床诊疗的特殊所在，在流行病学、病因、病理、临床表现、诊断、治疗及预后等方面都有其特点。

第二节　老年疾病的特点

一、流行病学特点

调查显示，老年人慢性病患病率高达 76% ~ 89%，而中青年人仅为 23.7%。老年慢性疾病中，46% 为运动功能障碍性疾病，17% 生活不能自理，因各种疾病致残者占 41.9% ~ 55.6%。老年人慢性病患病率和病残率高，导致其健康状况及生活质量显著下降，部分需要完全生活照料。

二、病因学特点

（一）老年感染性疾病

老年感染性疾病在病原菌方面有如下特点。①革兰氏阴性杆菌多见：在老年人感染中，病原菌的检出率以革兰氏阴性杆菌最高（46%），而且多为耐药菌。②条件致病菌成为重要的病原菌：由于抗生素大量、广泛地使用，以及老年人免疫功能的降低，寄居于人体皮肤、黏膜、口腔、肠道及泌尿生殖道等部位无害的菌群大量生长繁殖，并成为老年人重要的致病菌。③霉菌感染多：老年人因体弱和多病共存，在使用抗生素、皮质激素、抗代谢药及性激素等药物的治疗过程中，比成年人更容易发生霉菌（主要是白色念珠菌及酵母菌）感染。④混合感染常见：在老年人的败血症及呼吸道、胆道、尿路、软组织感染中，由多种病原菌所致的混合感染发生率明显高于成年人。

（二）老年非传染性慢性疾病

随着衰老及组织器官的退行性改变，老年人更容易发生高血压病、冠心病、脑血管病、糖尿病及恶性肿瘤等疾病，特别是衰老相关性疾病，如痴呆、体位性低血压、骨质疏松、白内障等。

（三）易受诱因的影响

老年人由于各组织器官的衰老和病理损害，各种调节机制减退，对环境的适应能力减弱，轻微的气候变化、劳累、紧张、各种意外刺激和快速补液等就可使老年人发病或病情加重。

三、病理学特点

（一）感染性疾病

老年感染性疾病表现为：①炎性渗出减少，局部组织的渗出反应较成年人减弱。②炎性增生明显，老年人炎症的增生过程较成年人显著，纤维增生尤为突出。

（二）恶性肿瘤

老年人恶性肿瘤的生长与扩散较中青年患者缓慢。尸检发现高龄者癌的转移率确实较低；少数肿瘤（如神经胶质瘤等）分化差，恶性程度高。以往对老年人恶性肿瘤生长与扩散较中青年患者缓慢无满意解释，近来认为机体免疫系统的老化是抑制肿瘤发生与发展的重要因素。

（三）动脉粥样硬化

动脉粥样硬化主要累及主动脉、冠状动脉、脑动脉、四肢动脉、肾动脉和肠系膜动脉，病变多为数个器官的动脉同时受累，病理过程往往在症状发生前许多年就已开始，显得缓慢且隐匿。老年患者动脉粥样硬化随增龄而加重，老年冠心病、脑卒中、肾动脉硬化及外周闭塞性动脉疾病是临床中的主要表现。

四、临床特点

（一）多病共存

多病共存是指老年人同时患有 2 种和/或 2 种以上慢性疾病。资料显示，一般每位老年人平均患有 6 种疾病，个别可多达 25 种疾病。多病共存的形式有两种：一种是相互关联的多病共存(cormorbidity)，如肥胖症、糖尿病、高血压病等引起动脉粥样硬化，最终导致心、脑、肾等主要器官损害。它们有共同的危险因素、疾病关联和治疗方法。另一种是无关联的多病共存(multimorbidity)，如高血压病、肺癌、反流性食管炎、肾结石等。由于多病共存，疾病与病理学、疾病与临床表现之间并非一一对应。在诊断、评估疾病时更加复杂，制订治疗方案也需要根据老年人的具体情况、预期寿命及优先解决的问题等进行个体化综合考虑。

(二)临床表现不典型

多数老年患者症状和体征不典型，这是老年病临床表现的普遍特点。其原因主要为：①老年人对疼痛的敏感性和反应性降低。由于老年人机体形态改变和功能衰退，反应性减弱，对于疼痛和疾病的反应不敏感，故病症容易被忽略，如急性心肌梗死和内脏穿孔的老年患者可能仅有一些不适感。②老年人罹患多种疾病。很多老年人同时患有多种疾病，一种疾病的症状可能被另一种疾病所掩盖；一个症状可以是一种或几种疾病因素共同造成的；几个症状可以是一种疾病造成的，也可以是几个疾病因素分别造成的，因此，难以靠临床表现来诊断单一疾病和估测疾病的严重程度。

(三)发病隐匿，变化快

老年病多起病隐匿，发展缓慢，很大一部分老年病为慢性退行性疾病，有时生理变化与病理变化很难区分。这样的疾病一般早期变化缓慢，在很长的一段时间内可无症状，但疾病发展到一定阶段，器官功能处于衰竭的边缘，一旦发生应激反应，病情可在短时间内迅速恶化。例如：黏液性水肿患者缓慢出现发音变化、淡漠、嗜睡、起坐缓慢等，常误为"年老"的关系，一旦由于感染等诱因出现烦躁、谵妄甚至昏迷时，往往已经错过治疗时机。因此，要仔细观察老年人言行举止等方面的变化，对可疑之处要提高警惕，尽可能做到早筛查、早发现、早诊断及早干预。

(四)易发生意识障碍

老年人不论患何种疾病，都易发生意识障碍，这与老年人患有脑血管硬化、脑供血不足，加之各器官功能减退有关。当老年人发生感染、发热、脱水、电解质紊乱时，容易出现嗜睡、谵妄、神志不清，甚至昏迷等症状。意识障碍的出现给诊断和治疗带来很大困难，因此在分析疾病时除了要排除医源性因素(如服用安眠药、抗抑郁药物)所致外，还要及时进行鉴别，明确诊断，以免延误治疗。

五、诊断特点

诊断应注意系统性、完整性和功能性：老年人因多病共存，多因素致病，起病隐匿，临床表现不典型，故诊断一种疾病时，要充分考虑多种因素，即使只出现一种症状时，也要充分考虑多种疾病的相关表现，同时注意脏器功能、心理及社会方面的问题，以及潜在的药物、医疗及社会问题。完整诊断应包括疾病、老年综合征和功能状态等信息。

六、治疗特点

(一)治疗矛盾多

治疗矛盾是指一种治疗方法的利弊和得失。老年人多病共存,无论用何种治疗方法,治疗矛盾都会普遍存在。老年人多病共存时常需多药治疗,容易产生药物-药物相互作用,增加了药物不良反应(adverse drug reaction,ADR)风险。例如:胺碘酮可减少肾脏对地高辛的清除,使地高辛血药浓度升高而发生中毒,呈现药动学矛盾等。

(二)个体差异大

个体差异是指不同的患者对同一药物、同一剂量所产生的不同的反应。其与种族、年龄、性别、生理、病理、环境,以及用药方式、途径和疗程等因素有关。老年人使用同一剂量,有的未奏效,有的会发生中毒。老年人使用倍他乐克的剂量为 6.25 ~ 100 mg/d,相差十几倍。老年人地高辛 $t_{1/2}$ 为 20 ~ 129 小时,平均为 70 小时,比中青年人(36 小时)虽只高 1 倍,但老年人之间却相差 6 倍之多。由于个体差异大,很难制定老年人统一的用药标准,给临床用药带来了很大的困难。因此,老年人药物治疗必须坚持个体化原则,这是合理用药的核心。

(三)依从性差

依从性(compliance)是指患者遵守医嘱用药的程度。据统计,30% ~ 50% 的老年人不能按医嘱用药,主要与多种慢性疾病、多种药物、多次服药、多次修改治疗方案以及认知障碍等因素有关。为此,提高老年患者依从性有以下方法。①简化用药方案:一是减少药物种类,减少用药次数。②用药信息清楚:老年人每次就诊应将所用药物种类及方法带给医师审查和更新。③使用服药提示系统:如使用一周药盒,将一周 7 天的药物摆放其中,一天服一格,这样可避免漏服或多服。④用药知识宣教及发挥家人或陪人的作用。

(四)多重用药

多重用药(polypharmacy)是指患者使用了比临床需要更多的药物或指药物治疗方案中包含一种以上的非必需药物。多重用药主要见于老年人,临床后果主要是增加了老年人药物不良反应(ADR)的风险,导致生活质量降低、病死率增加,其次是用药复杂导致依从性降低,第三是应用了不必要的药物,消耗了大量的卫生资源。因此,老年人多重用药备受学者们的关注。

(五)药物不良反应多

老年人 ADR 发生率高,主要与以下因素有关。①ADR 的危险因素:随着用药数目增加,ADR 呈指数上升;其次是女性、低体重、肝肾功能减退;再次是多病共存、依从性降低等。②药动学改变:老年人肝肾功能减退,药物代谢减慢、排泄减少,$t_{1/2}$ 延长,ADR 增加。老年人白蛋白降低,结合型药物减少,游离型药物增加,故 ADR 发生率升高。③药效学改变:老年人由于内环境稳定功能减退等原因,对多数药物的敏感性增加,容易发生 ADR。④药物-疾病相互作用:多病共存时,药物可以导致疾病恶化或功能异常。老年痴呆应用抗胆碱能药和利尿剂可出现神志模糊和谵妄，慢性肾功能不全使用非甾体抗炎药（NSAID）、氨基糖苷类、造影剂可诱发急性肾衰竭。⑤药物－药物相互作用：多重用药增加了药物之间的相互作用：如阿司匹林与华法林合用，前者可使后者从白蛋白中置换出来，增加抗凝作用，导致出血；β受体阻滞剂和地尔硫草合用，可加重心脏传导阻滞或心衰。

（六）手术风险增大

老年人因衰老和疾病导致脏器储备功能减退或丧失，内环境自稳机制低下，对手术和麻醉的承受能力明显降低，术后并发症及死亡率增加，手术危险性增大。据统计，老年人手术死亡率比成年人高 2～4 倍，＞70 岁者为 14%，＞90 岁者为 29.7%，提示老年人手术死亡率随增龄而升高，这主要与急诊手术、术前伴随疾病及术后并发症有关。

七、预后特点

（一）病程长，康复慢

老年人全身反应迟缓，发病较隐匿，症状不典型；往往经过一个较长时间的演变过程，症状和体征才会出现；且容易并发感染，水、电解质紊乱以及多器官功能衰竭等并发症。因此，老年人发生急性病变后，受损组织及器官功能的恢复过程较成年人缓慢。例如，老年急性心梗后，泵衰竭较多见，中远期预后较差。恢复期卧床时间延长，可能带来食欲减退、排便困难、肺部感染、压疮、静脉血栓等一系列问题，使患者及其家属产生悲观消极情绪。因此，医务人员要耐心做好病情的沟通和解释，争取病患积极配合。

（二）治愈率低

治愈率是指患病后经治疗而康复者所占的百分比。在老年人三大致死性疾病中，心、脑血管病总趋势是随增龄而加重的，目前的治疗方法只能缓解症状、延缓疾病的发展，并不能治愈。如对于恶性肿瘤，尚缺乏有效措施；糖尿病、高血压、慢性阻塞性肺病等多种慢性疾病只能控制而不能根治。

（三）致残率高

致残率是指患病后遗留下的残疾者所占的百分比。通常残疾人占总人口的 5%～10%。随着年龄增长，老年人致残率明显上升，虽然不一定引起残疾，但存在功能丧失和对他人依赖的严重威胁。老年人常见致残性疾病有脑血管病、髋部骨折、截瘫、帕金森病及老年性痴呆等。老年人致残率高，严重影响其生活质量。

（四）并发症多

老年疾病的主要并发症有感染，水、电解质和酸碱平衡紊乱，血栓和栓塞，多器官功能衰竭等。因此，在老年疾病的诊断和治疗过程中，强调早期被动或主动运动，尽可能减少卧床时间，对于预防和减少并发症的发生至关重要。

(五)死亡率高

根据对我国老年人死因分析，城市前四位死因依次为脑血管病、恶性肿瘤、心脏病和呼吸系统疾病；农村前四位死因依次为呼吸系统疾病、脑血管病、恶性肿瘤和心脏病。因此，这四类疾病应是目前防治的重点。

总之，由于老年患者疾病的复杂性和异质性，决定了在医疗决策上需要将"以疾病为中心"的专科化、片段化的诊疗模式转变为"以患者为中心"的个体化、连续化、集医护照料为一体的医疗模式。根据患者的宗教信仰、文化背景、人生观、预期寿命等，从伦理学角度出发，尊重患者的知情权、选择权，与患者和/或家属达成一致，制订合适的治疗方案。老年疾病治疗的目的是维持老年患者的功能，改善其生活质量，提高其满意度，同时要降低医疗负担，尽可能延长患者有质量的生存时间。

第三节　老年共病

一、共病的概念

共病（multiple chronic conditions，MCC）是指一个人同时患有两种或两种以上慢性病，即多病共存。共病的表现形式既可以是躯体 - 躯体疾病共存，也可以是躯体 - 精神心理疾病共存、精神心理疾病叠加或疾病 - 老年综合征共存。随着人均寿命的延长，高龄老年人的共病现象更加突出。在我国，老年共病现象非常普遍，在 65 岁以上人群中，共病患病率达 60%；在 80 岁以上人群中，共病比任何单一疾病都更常见，这个年龄段中 80% 以上存在共病，而 85 岁以上人群中有 54% 的人存在 4 种或 4 种以上的慢性病。

二、共病的分类

共病之间可以相互关联，也可以相互平行、互不干扰。共病按照疾病之间的关系分为两类。

1. 相互有某种关联的共病

共同的风险因素可以引起多种慢性病，这些慢性病之间有一定关联性，医疗方案的方向一致。例如，糖尿病、高血压病、肥胖症相互关联，引起的血管硬化带来多个器官损害。由于目前综合医院多采用专科诊疗模式，各专科之间信息沟通不足，容易造成重复检查和重复用药。如患有糖尿病和高血压病的患者到心内科就诊，医师处方给予降压和降脂药物，其成分与刚刚在内分泌科处方给予的降糖和降脂药物部分重合，容易导致患者多重用药。

2. 互无关联的共病

互无关联的疾病共存，权重相当或不同，如胃癌伴幽门梗阻，近期接受冠脉支架植入术；同一脏器也可发生多种疾患，如冠心病与肺心病共存。在这种情况下，各病治疗方案之间常有冲突，单病诊疗指南作用有限。多个脏器功能不全也会带来治疗方案的冲突。

三、共病的评估

目前共病评估方法和定量分析指标较多，但由于共病的疾病数量和种类有差别，因此在实际应用中应根据需求选择合适的评估工具。Charlson 共病指数（Charlson comorbidity index，CCI）最为常用，可评估疾病与患者死亡、失能、再入院等的相关性，但纳入的 19 种疾病不包含帕金森病等，具有一定局限性。Elixhauser 共病指数（Elixhauser comorbidity index，ECI）覆盖的疾病谱较 CCI 广，它不仅可以评估患者的死亡风险，还可评估住院时间、住院费用等指标。Kaplan – Feinstein 指数（Kaplan – Feinstein index，KFI）基于的是糖尿病患者的随访资料。老年共病指数（geriatric index of comorbidity，GIC）对纳入疾病进行了严重程度的细分。共存疾病指数（index of coexistent diseases，ICED）是目前唯一将功能状态纳入的评估工具。

四、共病的结局

共病的结局主要为：①使医疗决策变得复杂而困难，在制订医疗方案时需要考虑共病中各个疾病的权重；②常会造成老年患者多重用药、治疗不衔接、过度医疗等，发生 ADR 的风险增加，失能率和死亡率增加；③医疗资源浪费及支出增加。

五、共病的管理策略

针对老年医学的实践环节需要在对老年人健康状况做出全面评估的基础上，以结合医学证据的方式对病患意愿予以充分尊重的同时，采取药物和其他方式相结合的治疗方式来实现对共病的管理，并最终实现促进患者健康恢复的目的。因此，在制订医疗方案时需根据共病中各个疾病的权重、患者的目标和意愿、治疗的风险、获益及预后等具体情况综合考虑，进行老年综合评估，实施有针对性的干预方案，而不是疾病诊治的叠加。强调整体性和个体化，达到改善老年人的功能状态和生活质量的目的。

1. 建立以患者为导向的管理模式

美国老年医学会制定了 5 条老年共病患者管理的指导原则：①鼓励将患者的依从性纳入医疗决策中；②可以应用已发表的证据，但承认证据的人群选择局限性；③根据风险、负担、收益和预后制定全面健康管理决策；④多学科评估治疗的复杂性和可行性；⑤选择效益最佳、危害最小的治疗，并提高患者的生活质量。

2. 侧重研究重点，弥补知识空白

将老年共病管理的指导原则和新兴理念付诸实践，需要进行科学研究。Forman 等概述了有关老年共病患者管理的研究空白和需求。研究设计上，随机对照试验（RCT）可以纳入更多老年共病患者，招募特定 2 种或 3 种慢性疾病的患者（如冠状动脉疾病合并糖尿病和抑郁症），使用聚类和分层等设计策略，从而提高对这类患者的认识和管理。大数据时代，共病研究需要数据库，它可以提供各种各样共病组合人群的数据信息，有利于理解特定干预对特定人群的危害和获益。例如，研究表明，终末期肾病患者经导管主动脉瓣置换术后 1 个月和 1 年，患者的临床预后更差，这表明该手术在这些患者中应谨慎使用。

3. 提高临床指南的适用性

目前疾病的诊治主要参照单一疾病的临床实践指南，而对老年共病患者的临床诊治更加复杂化，指南依据较少。因此，我们需要探讨如何提高临床指南对老年共病患者的适用性：①承认共病的流行及其影响；②考虑证据对共病患者的局限性；③介绍针对共病患者的具体建议，包括药物和姑息治疗的选择；④为临床医师提供必要的具体信息，以进行包含患者偏好的决策等。此外，可以协作编写跨学科指南，刚开始可能是两种或者三种共病，逐渐发展，最终会超越特定的分组，通过显著获益的分析来解决共病的诊疗问题。

4. 创新老年用药管理

针对老年共病患者，医师应优先考虑非药物治疗，确需开具处方时，要考虑共病对用药的影响，通过对患者最优和最方便的途径给药，同时应加强对药物不良反应的监测。制药行业进行药物开发时，可为老年人量身定制，充分考虑生物利用度、可接受性、剂量调节和给药途径、社会文化可接受性等。比如将口服药物做成泡腾片或分散片以帮助吞咽、使用不同颜色来帮助识别、开发更易启用的吸入器等。监管机构也应要求制药企业提供针对老年人的药物递送和剂型可接受性的信息。

5. 全面综合评估

准确评估通常反映了临床治疗标准。目前，对于老年共病所涉及的身体和认知功能、健康相关的生活质量、日常生活活动、老年综合征（尤其是衰弱）、独立性、自我效能感和其他以患者为导向的因素的有效评估，仍在不断完善和优化。有学者呼吁采取综合的、与治疗复杂性相关的、关注患者需求的评估模式，强调这是基于患者、临床医师和整个卫生系统之间的共同责任。此外，评估还必须建立在提高标准化治疗和个体化原则基础上，与适应患者偏好实现微妙的治疗平衡。

（李榕）

第三章　老年合理用药

第一节　老年药物代谢动力学

老年药物代谢动力学(pharmacokinetics in the elderly)简称老年药代动力学,是研究老年机体对药物的作用的科学,即研究药物在老年人体内吸收、分布、代谢、排泄的过程以及药物浓度随时间变化规律的科学,反映血药浓度升降的时间过程和特征。药代动力学中都有增龄变化,可以直接影响老年人的血药浓度。老年人不仅患病率高,而且往往同时患有多种疾病,治疗时应用药物品种也较多,约有25%的老年患者同时使用4~6种药物,个别老年患者甚至多至10种以上药物,因此,发生药物不良反应的概率也随之升高。在给老年人用药时,应了解老年人的生理功能及药物代谢动力学改变对药物作用的影响,因人施药,制订合理的用药方案,以达到最佳的疗效和最少的不良反应。

一、吸收

药物吸收(absorption)是指药物从给药部位进入血液循环的过程。除动、静脉给药外,其他途径都存在吸收过程,通常使用吸收速度和吸收程度来描述。药物吸收程度常指生物利用度,即药物由给药部位通过血液循环进入体内的相对量。影响药物吸收的主要因素有药物制剂因素、胃肠道黏膜及其周围组织状态,以及肠腔内各种物质的理化性质。这些因素相互作用,从而影响药物的吸收。

老年人大多数药物都通过口服给药,经胃肠道吸收后,通过血液循环达到靶器官而发挥效应。在衰老过程中,胃肠道出现老化改变,往往多种影响药物吸收的生理因素同时出现。对于老年人而言,其具体药物吸收特点如下。

(一)胃酸分泌减少

胃黏膜萎缩及胃壁细胞功能下降,胃酸分泌减少(70岁左右的老年人平均胃酸分泌可减少20%~30%),胃液 pH 值也随年龄增加发生相应改变。由于消化道上皮细胞是类脂质,因此分子型药物比离子型药物易于吸收。胃肠道中不同的 pH 值决定弱酸性或弱碱性物质的解离状态,胃酸缺乏可影响药物离子化程度,弱酸性药物(如苯巴比妥)因 pH 值升高而离子化程度增大,排泄加快,导致血药浓度降低而影响其效应。由于老年人胃内 pH 值升高,在酸性条件下不稳定的药物(如青霉素)作用会增强。

(二)胃肠活动度减低,胃排空速度减慢

胃肠肌肉纤维减少,胃肠蠕动减慢,导致胃排空速度减慢。小肠是大多数药物最

好的吸收部位，由于老年人胃排空速度减慢，致使药物到达小肠的时间延长，使药物吸收（如对乙酰氨基酚等）的有效血药浓度达峰值时间推迟。胃排空速率的改变使吲哚美辛、布洛芬、红霉素、甲硝唑等一类可以引起胃溃疡的药物引发胃溃疡的可能性增加。维生素 B$_2$ 等主要在近段小肠吸收的药物，由于胃排空减慢而吸收增加。

（三）胃肠道血流和体液减少

老年人药物吸收速率明显低于年轻人。胃肠道血流量一般也随年龄增长而减少，老年人可较中青年人减少 40% ~ 50%。因此，老年人胃肠道的药物吸收速率明显低于年轻人。老年人肠腔内的液体减少，使药物的溶解度有所下降，生物利用度降低。同时由于胃液量和肠液量明显减少，因此难溶性药物（比如氨苄西林、甲苯磺丁脲等）吸收减慢。

（四）肝脏血流减少

老年人心输出量减少，肝脏血流也随之减少。口服给药时，药物通过胃肠黏膜进入门静脉后，通过肝脏进入血液循环才算完成吸收过程。有些药物在肝脏大部分被代谢，只有少部分药物进入血液循环，这个过程称为首过消除。老年人的首过消除效应比年轻人弱，易致血药浓度升高，生物利用度增大。如应用普萘洛尔时，在老年人中应注意血药浓度升高的不良反应。

（五）其他给药途径的吸收

其他各种给药途径（如肌内注射、直肠给药、舌下给药、局部给药）也都具有年龄相关性差异。老年人由于血流量的减少，局部血液循环较差，如利多卡因的吸收速率受注射部位血流量影响而明显下降。

二、分布

药物吸收进入血液后，由循环系统向各器官组织或体液转运的过程称为药物分布（distribution）。由于各种药物存在理化性质的差异和个体生理因素的差异，药物分布往往不均衡。理想的药物制剂和给药方法应使药物能选择性地进入欲发挥作用的靶器官，在必要的时间内维持一定的血药浓度，充分发挥作用后，迅速排出体外，保证有高度的有效性，并尽量减少向其他不必要的组织和器官分布，从而使疗效最大化，毒性反应最小化，保证安全性。所以药物的体内分布不仅与疗效密切相关，还关系到药物的毒性反应等安全问题。许多因素可以影响药物分布。影响药物分布的主要因素有机体的组成成分，药物与血浆蛋白的结合能力以及药物与组织的结合能力等。药物的分布不仅与药物的贮存、蓄积及清除有关，而且也影响着药物的效应。

（一）机体组成成分

老年人细胞功能减退，体液总量也随增龄而减少，且细胞内液比细胞外液减少更明显；同样，人体的脂肪组织随增龄而增加，非脂肪组织却随增龄而减少。从 20 岁至 60 岁，体液总量无论是绝对值还是百分比均减少约 15%，男性脂肪组织由 18% 增至 36%，女性由 33% 增至 48%。老年人上述机体组成成分的改变会影响药物在体内的分布，其影响主要取决于药物在脂肪和水中的溶解度。因此，老年人体内药物分布的特点是水溶性药物分布容积减少，脂溶性药物分布容积增加。例如，水溶性药物水杨酸盐由于中央室的分布容积减少、浓度增加而容易产生毒性。脂溶性药物(如巴比妥类、毛花苷C及利多卡因等)在老年人体内分布容积增大，更易在体内蓄积而出现中毒反应。

(二)与血浆蛋白的结合

1. 血浆蛋白结合率的改变影响药物分布

药物进入血液循环后，均会有不同程度的与血浆蛋白可逆性的结合，而结合与游离之间保持着动态平衡；只有游离的药物才能跨膜转运到达靶位产生药理效应。因此，血浆白蛋白与药物的结合率直接影响药物的分布容积。老年人由于血浆白蛋白随增龄而降低，如抗凝药华法林与血浆白蛋白结合减少，游离药物浓度增高而抗凝作用增强，毒性增大。因此，老年人用华法林时宜相应减少剂量。

2. 血浆中 α_1 酸性糖蛋白(acid glycoprotein，AGP)的变化影响药物分布

健康老年人血浆中的 AGP 浓度高于健康年轻人，当老年人出现急性疾病时，AGP的浓度就会更高，与某些药物的结合增加，使血浆中的游离药物减少。这种作用的效果可以部分抵消肝脏代谢功能减低所导致的血药浓度升高，但其净效应仍然是使药物半衰期延长、生物利用度增加，普萘洛尔就是这类现象的代表。

三、代谢

代谢(metabolism)指药物在体内发生变化的过程。肝脏是药物代谢的主要器官。随着年龄的增长，肝脏也可产生多方面的变化。从肝重量减轻、肝血流量减少到肝微粒体酶活性下降，均使药物代谢和清除减慢，半衰期延长，药物的作用和不良反应增加。研究表明，肝血流量、Ⅰ期反应(如氧化、还原、降解)和Ⅱ期反应(如乙酰化、葡萄糖醛酸化)是影响肝脏药物代谢的三大因素。增龄引起的变化主要集中在肝血流量的变化和Ⅰ期反应上，而Ⅱ期反应则无明显变化。如苯二氮䓬类药物，20 岁时其半衰期为 20小时，80 岁时其半衰期为 90 小时，其毒性作用发生率从 1.9% 升至 7.3% ~39%。老年人服用丙咪嗪后血药浓度明显上升，半衰期延长到 40~60 小时(非老年人为 20 小时)。因此，老年人用药剂量应至少减少 1/3。茶碱在体内主要经过肝微粒体酶和黄嘌呤氧化酶代谢，老年人由于肝脏萎缩、肝微粒体代谢酶活性降低，因此导致对茶碱的代谢能力也降低。使用茶碱治疗老年 COPD 等疾病时应减少剂量，或增加给药间隔时间，观察不良反应，同时监测血药浓度，即时调整给药方案。

在临床上值得注意的是，老年人肝脏药物代谢能力的降低不能采用一般的肝功能检查来预测，肝功能正常不一定说明肝脏代谢药物能力正常。一般来讲，测定药物浓度值可以反映药物作用的强度，血浆药物半衰期可以作为预测药物作用和剂量的指征。但须注意的是，药物半衰期并不一定完全反映药物代谢、清除过程和作用时间。如米诺地尔为长效降压药，其血浆半衰期为 4.2 小时，但实际降压效果可持续 3~4 天，这是因药物与血管平滑肌结合，使其作用时间远远超过预测半衰期所致。

四、排泄

排泄(excretion)是指药物在体内以原形或其代谢产物的形式通过排泄器官或分泌器官排出体外的过程。多数药物及其代谢产物都经肾脏排泄。肾脏功能直接影响药物的排泄，并且肾脏是增龄性改变最显著的器官。一般说来，老年人药物的排泄能力比年轻人约下降46%。老年人肾实质重量减少，在40~80岁减少10%~20%，40岁以后肾小球的表面积和近端肾小管长度与容积也减少，肾血流量也随增龄而下降，65岁以后老年人的肾血流量仅为年轻人的40%~50%。上述老年人肾功能的改变直接影响药物的排泄，是使药物的半衰期延长、药物浓度增高、药物的不良反应增强的重要因素。常用的主要经肾脏排泄的药物有氨基糖苷类抗生素及其他大多数抗生素、地高辛、普萘洛尔等。如20~34岁时，头孢唑啉半衰期为1.67小时，肾清除率为1.11 mL/(min·kg)，70~88岁时半衰期为2.1小时，肾清除率为0.57 mL/(min·kg)。

老年人骨骼肌萎缩，内生肌酐减少，即使肾脏功能减退，血清肌酐浓度也可在正常范围内，因此老年人血清肌酐浓度正常并不能代表肾小球滤过率正常。老年人使用经肾脏排泄的药物时，应根据肌酐清除率(creatinine clearance rate，Ccr)进行调整(见公式3-1)，女性还应乘0.85。

Ccr(mL/min) = [140×年龄×体重(kg)]/[72×血清肌酐(mg/dL)]　　(公式3-1)

调整药物用量时还应注意药物的治疗指数(治疗浓度与中毒浓度之比)和经肾脏排泄量。总之，老年人肾功能减退，药物半衰期延长，用药剂量应向下调整，给药时间应适当延长。当老年人发生失水、低血压、心衰或其他病变时，会进一步损害肾脏，用药应更小心，最好能监测血药浓度。

第二节　老年时间药理学

一、概念

时间药理学(chronopharmacology)又称时辰药理学，是自20世纪50年代开始研究，近年来得到迅速发展的一门边缘学科，属于药理学的范畴，也是时间生物学(chronobiology)的一个分支。其研究的方向主要包括两方面：①充分发挥药物的治疗作用而最大限度地减少不良反应；②探讨常用药物和新药影响生物节律的药动学作用。经研究证实，很多药物的作用与人们的生物节律有着极其密切的关系。同一种药物同等剂量因给药时间不同，作用也不一样。运用时间药理学知识制订合理的给药方案，对提高药物疗效、降低不良反应和药物用量具有很重要的临床价值。

时间药动学(chronopharcokinetics)和时间药效学(chronopharmacodynamics)是时间药理学研究的两大内容与对象。前者着重阐明药物的生物利用度、血药浓度、代谢与排泄等过程中的昼夜节律性变化，根据昼夜节律，考虑更合理的用药方法，以提高疗效，减少不良反应。后者主要阐明有机体对药物的效应，包括作用与副作用及其所呈现周期性的节律变化，具体表现为时间效应性或时间能（chronergy）的差别，而时间效应性与时间药动学和时间感受性有一定关系。

时间药理学与临床实践相结合，产生时间治疗学（chronotherapy）。在激素治疗、免疫治疗和化学治疗等领域已有许多研究报道，并取得了一定的效果。与常规给药方法不同，时间性治疗是根据机体生理、生化和病理功能表现的节律性变化，以及药物在体内的代谢动力学特征、靶器官的敏感性节律等制订出合理的给药剂量和给药时间，以获得最佳疗效和最小毒副作用。

时间药理学的客观性虽已得到证明，研究的进展也相当迅速，并积累了大量的资料，但对其一般规律特别是机制的阐明尚有待深入。

二、老年人生物节律变化

人体生物的老化主要表现为生物节律的改变。有关学者经过研究发现，老年人的生物节律与年轻人相比，有四个方面的改变：一是部分节律振幅发生变化、减弱、增强或消失，二是部分节律发生相移，三是部分节律周期缩短，四是生物节律的可驱动性减弱。

生物钟的老化所引起的生物节律性的改变必然会导致原有的生物节律发生紊乱，从而使人体的功能降低，加速人体的衰老过程，同时容易招致各种疾病的发生，造成一些老年性疾病的高发。一般来说，凡是使用频繁而又不能更换的"元件"易磨损，如人体的心脏、肾脏等，故老年时首先受到损害。据美国国立卫生统计中心报道，心血管和肾脏疾病是老年人的主要死因。据研究，哺乳动物肾脏的肾单位随年龄增长而减少，人到70岁时，肾单位估计至少损失40%；另外，平时振幅特别大的节律较容易发生衰减，诸如神经、内分泌的节律就是这样，老年时往往先发生改变；再次是外源性成分越大的生物节律变化越明显，也就是那些与休息 - 活动节律关系密切，很容易随颠倒睡眠时间而改变的激素（如生长素、催乳素）以及心率的昼夜节律，就很容易在老年时减退。

因此，老年人在进行药物治疗时还应考虑老年生物节律性的变化，结合时间药动学和时间药效学制订合理的给药时间，发挥最大药效，并尽可能地减少药物不良反应。

第三节　老年药物效应动力学

药物效应动力学简称药效学，是研究药物对机体的作用及作用机制的科学。老年药效学（pharmacodynamics in the elderly）改变是指机体效应器官对药物的反应随年龄而改变。老年人由于患有多种疾病、合用多种药物、体内重要器官和各系统功能增龄性降低、受体数目及亲和力等发生改变，使药物反应性调节能力和敏感性改变。老年药效学改变的特点是对大多数药物的敏感性增高、作用增强，仅对少数药物的敏感性降低，药物耐受性下降，药物不良反应发生率增加，用药依从性较差而影响药效，以及个体差异增加。

一、药物敏感性改变

（一）对多数药物敏感性增加

1. 对中枢抑制药敏感性增加

因老年人高级神经系统功能减退，脑细胞数、脑血流量和脑代谢均降低，故对中枢抑制药很敏感。例如：老年人对有镇静作用或镇静不良反应的药物均可引起中枢的过度抑制，对吗啡的镇痛作用，以及吸入麻醉剂氟烷和硬膜外麻醉药利多卡因、苯二氮䓬类（安定、利眠宁、硝基安定等）敏感性增加，故而用药剂量应相应减少；巴比妥类药物在老年人可引起精神症状，此现象不仅见于长期用药者，而且也见于首次用药的老年人。

2. 对心血管药物敏感性增加

老年人往往存在冠心病、心肌老化、心脏储备功能减低，对负性肌力药物（维拉帕米）的敏感性增加。由于心脏传导系统退化、变性，因此对负性传导药物（如地高辛）的敏感性增加。

3. 对抗凝药物敏感性增加

老年人对华法林的敏感性增加，老年女性患者使用肝素后的出血发生率增加。因此，老年人使用抗凝药时应谨慎。

4. 对影响内环境的药物敏感性增加

老年人内环境稳定性减低，较为脆弱，易发生不良反应。例如：降压药可引起直立性低血压，降糖药可引起低血糖，抗胆碱能药可引起便秘和尿潴留，利尿剂可引起电解质紊乱、低血容量和血尿酸升高等。

（二）对少数药物敏感性降低

老年人对 β 肾上腺素能受体激动剂及阻断剂的反应均减弱。由于老年人心脏 β 受体数目减少、亲和力下降，对 β 肾上腺素能受体激动剂异丙肾上腺素的敏感性降低，使用同等剂量的异丙肾上腺素其加速心率的反应比年轻人弱；β 受体阻断剂普萘洛尔的减慢心率作用也会减弱，这可能与老年人迷走神经对心脏控制减弱有关；老年人对阿托品增加心率的反应也减弱。尽管老年人对有些药物敏感性下降，但也不能盲目给药，因为增加用量可能只会增加毒副作用，而不能增加疗效。

二、耐受性降低

老年人对药物耐受性降低，尤其是女性。①多药合用耐受性明显下降：老年人单一或少数药物合用的耐受性较多药合用为好，如利尿药、镇静药、安定药各一种并分别服用，可能耐受性良好，能各自发挥预期疗效，但若同时服用，则老年患者不能耐受，易出现体位性低血压，所以合并用药时要注意调整剂量，尽量减少用药品种。②因老年人大脑耐受低血糖的能力较差，故易发生低血糖昏迷。③对易引起缺氧的药物耐受性差。老年人呼吸、循环功能降低，应尽量避免使用这类药物。④老年人肝功能下降，对利血平及异烟肼等损害肝脏的药物耐受力下降。⑤对排泄慢或易引起电解质紊乱的药物耐受性下降。老年人由于肾调节功能和酸碱代偿能力较差，输液时应随时注意调整滴速，对于排泄慢或易引起电解质紊乱的药物耐受性下降，因此使用剂量宜小，间隔时间宜长，如有条件时，应经常检查排出量。通常 50 岁以上的中老年人，年龄每增加 1 岁，可减少青年人用药剂量的 1%。

三、个体差异大

老年人对药物反应和用药剂量的个体差异很大。同一患者在不同年龄时，用药剂量可以相差数倍。这可能与老年人体质状况、慢性疾病情况和各器官功能衰退程度存在着很大的个体差异有关。因此，老年人用药时，医生切不可凭以往经验给药。对老年人用药一定要从小剂量开始，逐渐加量，用药后仔细观察患者病情变化及对药物的反应情况，不断调整剂量，才能找到最合适老年人个体情况的最佳用药剂量和方案，做到老年人个体化用药。相对于中青年人，老年人可适当放宽治疗目标。比如高血压，老年人的治疗目标为 150/90 mmHg，主要关注收缩压，不要过分关注舒张压，不可降压过快、过猛，尽量避免血压降低导致的灌注不足问题。

四、依从性差

用药依从性是指患者遵照医嘱服药的程度。遵照医嘱服药是治疗获得成功的关键。调查资料表明，老年人用药依从性较差，有人家访 273 例老年患者，其中 15% 承认完全没有按医嘱服药；调查 60 例出院的老年患者，出院 6 周后 48% 的人服药量比医嘱规定的量少一半，而 26% 的人服药量为规定药量的 1 倍。据报道，约有 60% 的老年患者不遵医嘱服药，其情况包括与医生合作、饮食控制、服药间隔、停药和加服其他药物等。老年人用药依从性降低是一个值得注意的问题。依从性差的原因可能与老年人记忆力减退、反应迟钝、对药物不了解或一知半解、忽视按规定服药的重要性、漏服、忘服或错服、多服药物有关，从而影响药物疗效或引起不良反应。因此，对老年患者用药宜少、尽量避免合并用药、疗程要简化、给药方法要详细嘱咐等。积极进行科教宣传，改善老年医疗用品（如推广老年人专用"星期药盒"等）对提高老年人依从性会有所帮助。

第四节 老年药物不良反应

一、概述

按照 WHO 国际药物监测合作中心的规定，药物不良反应（adverse drug reaction, ADR）是指正常剂量的药物用于预防、诊断、治疗疾病或调节生理功能时出现的有害的和与用药目的无关的反应。该定义排除有意的或意外的过量用药及用药不当引起的反应。

ADR 已成为美国第四位死亡原因，仅次于心脏病、癌症和脑血管病。世界卫生组织指出，全球每年死亡病例中 1/3 与 ADR 有关。我国每年 5000 万住院患者中，至少有 250 万人入院与 ADR 有关，其中重症 ADR 50 万人，死亡 19 万人。因此，ADR 已成为全球一大公害。老年人 ADR 比中青年人高 3 倍以上，ADR 致死的病例中老年人占一半。

二、老年人发生药物不良反应的病因特点

老年人在 ADR 的发生上具有一定的病因特点。这些病因特点包括：①多药合用是老年人 ADR 最重要的危险因素；②老年人药代动力学的改变使 ADR 发生率升高；③老年人药效学改变使 ADR 更容易发生；④老年人多病共存，药物可以导致疾病恶化或功能异常；⑤老年人多药合用，增加了药物间的相互作用，增加了发生 ADR 的潜在危险性；⑥忽略个体差异，或对药物作用观察不仔细。目前，老年人用药十分普遍，老年人如何做到合理用药是一个亟待解决的临床问题。

三、老年人发生药物不良反应的临床特点

（1）发生率高：老年人 ADR 发生率高，与增龄、肝肾功能减退、药物不良反应史、多病共存、多药合用、用药依从性差、住院时间长有关。年龄愈大，ADR 发生率越高；老年女性 ADR 发生率（29.96%）大于老年男性（18.91%）；用药愈多，ADR 发生越多。

（2）老年人 ADR 程度重：有 10%～20% 的老年人入院是因 ADR 所致，而在中青年人仅为 3%。

（3）表现特殊：老年人 ADR 潜伏期长，临床表现以代谢营养障碍（低血糖、低钾血症）、心血管系统损害、全身性损害、二重感染、老年病五联症（精神症状、跌倒、大小便失禁、不想活动和生活能力丧失）多见，ADR 反复发生率高。

（4）重度 ADR 多见，死亡率高。

（5）老年人 ADR 多数需要停药并对症治疗，预后良好，可防范性高。

四、老年人发生药物不良反应的诊断

老年人 ADR 常见且易于处理，但却经常被忽视而造成严重后果。若老年人用药过程中出现新症状，应考虑 ADR 的可能。下述方法可以帮助临床识别 ADR：①具有 ADR 的危险因素；②用药后出现相应的不良反应；③减量停药后症状消失。由于衰老与 ADR 之间关系复杂，确诊后应进一步分析 ADR 是药代动力学改变，还是药效学改变，以及药物之间、药物与疾病之间的相互作用，这对 ADR 的防治很有帮助。

五、药物不良反应相关性评价

药物与不良反应之间的因果关系评价是很复杂的，国际上也有很多分析方法，我国使用的分析方法主要有以下五条原则：①用药与不良反应的出现有无合理的时间关系；②反应是否符合该药已知的不良反应类型；③停药或减量后，反应是否消失或减

轻；④再次使用可疑药物是否再次出现同样反应；⑤反应/事件是否可用并用药的作用、患者病情的进展、其他治疗的影响来解释。

根据以上五条原则，药物与不良反应之间的因果关系分为肯定、很可能、可能、可能无关、待评价、无法评价6级（表3-1）。

表3-1 药物与不良反应之间的关联性评价

关联性评价	原则1	原则2	原则3	原则4	原则5
肯定	+	+	+	+	-
很可能	+	+	+	?	-
可能	+	-	±	?	±
可能无关	-	-	±	?	±
待评价	五条原则均需要补充材料才能评价				
无法评价	五条原则评价的必需材料无法获得				

注："+"表示肯定；"-"表示否定；"±"表示难以肯定或否定；"?"表示情况不明。

第五节 老年人的用药原则

一、受益原则

临床执行受益原则包括：用药前必须了解老年患者的病史及用药情况，要有明确的用药指征，要求用药的受益/风险比值 >1，若有适应证而用药的受益/风险比值 <1 时，不应给予药物治疗。

住院老年人 ADR 发生率为 27.3%，比中青年人高 3 倍以上。但增龄本身并不是一个独立的危险因素，主要与老年人的病情较重和多药合用有关。老年人 ADR 的表现形式除皮疹、消化道反应外，更多表现为老年病五联症——精神症状、跌倒、大小便失禁、不想活动和生活能力丧失。有资料表明，在分析老年人入院原因中，15%～30% 是 ADR 所致。因此，老年人用药必须权衡利弊，遵循受益原则，以确保用药对患者有益。

例如，老年人心律失常的用药，如无器质性心脏病，又无血流动力学障碍时，则发生心源性猝死的可能性很小，长期使用抗心律失常药物可能发生药源性心律失常。又如：无危险因素的非心瓣膜性心房颤动患者，使用抗凝治疗并发脑卒中的危险性为每年 1.3%，而不使用抗凝治疗每年发生脑卒中的危险性为 0.6%，受益/风险比值 <1，可不用抗凝治疗。

20 世纪 80 年代以来，新开发的抗心律失常药物为数不多，而围绕如何合理安全使用这类药物的问题出现了一些重要的新概念。综合临床应用抗心律失常药物的实践，人们提出并强调了抗心律失常药物的致（促）心律失常作用。循证医学（evidence - based medicine）的模式被引入了抗心律失常药物的临床研究和临床应用。心律失常抑制试验

（cardiac arrhythmia suppression trial，CAST）在临床上引起了巨大震动。其结果表明，用Ⅰ类抗心律失常药物治疗心肌梗死后患者的室性期前收缩和非持续室性心动过速，非但不能改善患者的预后，反而显著增加了患者的猝死率和病死率。

二、5 种药物原则

老年人因多病共存，故常须用多种药物治疗，这不仅加重了经济负担，而且增加了药物之间的相互作用，导致 ADR 发生。有资料表明，若同时使用 2 种药物的潜在药物相互作用的发生率为 6%，5 种药物相互作用的发生率为 50%，8 种药物相互作用的发生率增至 100%。虽然并非所有药物相互作用都导致 ADR，但这种潜在危险性是很大的。同样，有资料表明，ADR 的发生率与用药种类有一定相关性。同时使用 ≤5 种药物 ADR 发生率为 4%，6～10 种药物为 10%，11～15 种药物为 25%，16～20 种药物为 54%。因此，控制用药数量就能减少 ADR 的发生。从而有学者提出 5 种药物应用原则，即同时用药不能 >5 种，目的是避免过多的药物合用导致 ADR 发生。

执行 5 种药物原则的方法：①在治疗的过程中要抓主要矛盾，具体分析老年人现阶段的病情变化，解决主要疾病，病情危重时，可适当放宽用药种类；②尽可能选择"一箭双雕"药物，如应用 β 受体阻滞剂或钙拮抗剂治疗高血压和心绞痛；③还应重视非药物治疗的基础治疗，如生活方式的改变、自我保健的加强等。非药物治疗仍然是许多疾病有效的基础治疗，早期糖尿病以饮食疗法为主，轻型高血压通过低盐、运动、减肥等治疗，即使中晚期患者也要在非药物治疗的基础上，才能发挥药物预期疗效。

三、小剂量原则

老年人由于特殊的药代动力学特点，在使用药物后可出现较高的血药浓度。因此，有学者主张大多数药物在开始使用时只给中青年人剂量的一半，称为半量原则（the rule of halves）。有些药物老年人要更小剂量（中青年人的 1/5～1/4）或稍大剂量（3/4），因而引申为小剂量原则。

老年人由于衰老、病理损害程度不同，平时用药多少不一，使得个体差异特别突出，尤其是高龄老年人。因此，如何确定老年人用药剂量，需要遵守剂量个体化原则，根据老年人的年龄、体重、肝肾功能、健康状况、临床情况、治疗反应等进行综合考虑。不同药物的小剂量侧重点也不同。当病情需要时，首先可用中青年人剂量的下限，有效后改为半量维持。如胺碘酮中青年人剂量（以一周计）为 0.2 g，3 次/天；逐渐改为 0.2 g，2 次/天；再改为 0.2 g，1 次/天维持。老年人用药则为 0.2 g，3 次/天，改为 0.2 g，1 次/天，连用 5 天维持。小剂量主要体现于开始用药阶段，即开始用药就从小剂量（中青年人剂量的 1/5～1/4）开始，缓慢增量，以获得最大疗效和最小副作用为准则，去观察每一位老年人的最佳剂量。如老年充血性心衰患者使用血管紧张素转换酶抑制剂，在没有禁忌的情况下，开始用卡托普利 3.125～6.25 mg，2～3 次/天，或培哚普利 1 mg，1 次/天，若能耐受，每隔 3～7 天倍增 1 次，直至达到目标剂量或最大耐受剂量后终生使用。

四、择时原则

择时原则是根据时间生物学和时间药理学的原理，选择最合适的用药时间进行治疗，以达到提高疗效和减少毒副作用的目的。许多疾病的发作、加重与缓解都具有昼夜节律的变化，如夜间易发生变异性心绞痛、脑血栓和哮喘，流感的咳嗽也在夜间加重，类风湿关节炎常在清晨出现关节僵硬，人的死亡时间高峰在4：00—7：00。老年人急性心梗并发室性心动过速的高峰在12：30左右，而中青年人则发生于16：00左右。由此可见，在疾病发作前用药更有利于控制疾病的发展。药代动力学亦有昼夜节律的变化：白天肠道功能相对亢进，白天用药比夜间用药吸收快，血药浓度高。药物的蛋白结合率在4：00最高，而在16：00最低。进行择时治疗时，主要根据疾病的昼夜规律、药代动力学和药效学的昼夜节律来确定最佳的用药时间。

（一）降压药的使用

健康人血压是早晨升高，10：00以后和16：00以后有两个小高峰，夜间自行降低。多数高血压患者也是如此。因而在清晨易发生脑出血，夜间易发生脑血栓。传统的用药方法（3次/天）在清晨血压控制不理想，夜间用药又使血压下降过多，造成靶器官损害。对高血压患者可根据血压水平分型指导降压药的使用，对非杓型高血压患者主张夜间用长效降压药，对杓型高血压患者主张清晨用长效降压药。

（二）抗心绞痛药的使用

变异型心绞痛多在0：00—6：00发作，主张睡前用长效钙拮抗剂；劳力型心绞痛多在6：00—12：00发作，应在清晨用长效硝酸盐、β受体阻滞剂及钙拮抗剂。

（三）其他药物的使用

胰岛素的降糖作用上午大于下午，以4：00最强。硝酸甘油和地尔硫䓬的扩张冠脉作用也是上午大于下午。夜间胆固醇合成快，胃酸分泌多，睡前服用他汀类药物能发挥药物最大效用。

五、暂停用药原则

在老年人用药期间，应密切观察，一旦出现任何新的症状，包括躯体和情感方面的症状，应考虑为药物的不良反应或病情进展，这两种情况的处理方法截然不同。前者应停药，后者应加药。因此，应针对病情进行综合分析，当怀疑有药物毒副作用发生时，应停药一段时间，即暂停用药。对于服药的老年人出现新的症状，停药受益可能多于加药受益，所以暂停用药是现代老年病中非常简单、有效的干预措施之一。正如医学家希波克拉底曾指出的那样：不做任何处理有时是一种好疗法。

（张华）

第四章 老年综合评估

第一节 概 述

随着增龄和机体衰老的发生，老年人遇到的健康问题远比年轻人多而且复杂。老年人除常有多种慢性疾病、老年综合征/老年问题、不同程度的失能失智外，还有复杂的心理问题和社会问题。生理、心理和社会因素三者息息相关，共同影响老年人的健康状态，也增加了老年人健康的管理难度。传统的医学评估（病史、查体及辅助检查）仅仅适用于疾病评估，却不能反映机体功能、心理及社会方面的问题。因此，需要采取一种更全面的评估方法，以发现老年人所有现存的和潜在的健康问题。

一、老年综合评估的定义

老年综合评估（comprehensive geriatric assessment，CGA）是指采用多维度、多学科方法全面评估老年人的躯体健康、功能状态、心理健康和社会环境状况，确定其医疗、社会和功能需求，并制订以保护老年人健康和功能状态为目的的预防、保健、医疗、康复、护理等的综合计划，最大限度地提高老年人的功能水平和生活质量。CGA 不仅包括评估，也包括评估后处理，制订贯穿住院和出院后的全面又个体化的老年病治疗方案，是多学科团队诊断和处理的整合过程。CGA 是老年医学服务的三大核心技术之一，是老年医学专科医生的核心胜任力，也是现代医学模式在老年医学中的具体应用。

CGA 不同于一般医学评估，二者既有本质区别，又有必然联系。与一般医学评估相比，CGA 具有"两多"的显著特点：一是多学科团队合作，CGA 实施团队不仅包含医师和护士，还包含其他相关的医疗保健人员，如药师、康复理疗师、心理师、营养师等。二是多维度评估，CGA 以生物 – 心理 – 社会 – 环境模式为依据，不仅包含传统的医疗诊断，还包括非医学方面的评估，强调机体的功能状态、周围环境、社会关系等所有影响患者健康的因素。二者的区别见表 4 – 1。

表 4 – 1　老年综合评估与一般医学评估的比较

区别点	一般医学评估	老年综合评估
诊疗模式	以疾病为中心	以患者为中心
目的	确诊器官病变	全面评价与个体身心功能状况相关的所有问题
目标	关注急性病医疗	关注预防医学
关注点	"治愈"器官疾病	改善或维持老年人的功能状态和生命质量
采用方法	定位和定性	全面综合评估
实施团队	单学科团队	多学科团队

二、CGA 的产生及发展史

20 世纪 30 年代末期，英国学者 Marjory Warren 首先提出了 CGA 的概念。她对一家疗养院的那些"无救的"虚弱老人进行详细评估，并给予适当的康复治疗，结果使多数老人摆脱了卧床状态，35% 的患者康复出院。因而她提出老年人在入住养老机构前均要接受完整的评估与康复，此后 CGA 的概念逐步被临床所接受。

20 世纪 70 年代，美国退伍军人医院住院的老年人进行了 CGA，能早期发现老年人复杂的医疗问题，干预后能降低医疗费用、提高患者满意度。为了追求老年人更好的健康愿望和较高层次的生活质量，美国国家健康研究院于 1987 年组织相关学科专家共同制定了 CGA，并作为老年医学专业的一种新技术推广应用。经过多年的发展，各种评估量表被不断修订，评估时间逐渐缩短。目前，国际上许多老龄化程度较高的国家已将 CGA 作为诊疗常规，并作为老年医学的核心技术和老年医学的精髓所在。CGA 是老年医学一项重要的新技能，而我国 CGA 的开展正处于起步和摸索阶段。

国内对 CGA 的研究起步较西方国家晚，最早见于 1993 年以社区为单位的调查评估，主要集中在健康问题及其危险因素分析等现况调查，缺乏后续资源协调。以医院为核心的综合评估逐渐兴起，但多数医疗机构还未将 CGA 列入服务范畴。随着我国人口老龄化进程加快，开展 CGA 对提高我国老年医学专科建设和老年人的生活质量具有重要意义。

三、CGA 的目的

CGA 的目的是通过评估与干预使老年患者获益，具体包括：①及早发现患者潜在的医疗问题和功能缺陷；②及时识别老年综合征和老年问题；③明确患者及家属的医疗和护理需求，为患者提供诊断帮助，制订可行的预防、干预策略和随访计划；④治愈可逆性疾病，控制慢性病，维持机体功能水平和独立生活能力，保证生活质量，实现社会功能；⑤最终目标是改善老年人的功能状态，使其回归家庭、回归社会。

CGA 要达到上述目的必须重视三点：①评估对象必须是具有康复潜力的衰弱老年人；②根据老年人的具体情况制订切实可行的防治计划；③医疗人员、家属及照顾人员共同监督防治计划的实施。

四、CGA 的作用和意义

全面动态的 CGA 对于医护人员和老年患者都有重要的意义。

（一）对医护人员的作用

CGA 对医护人员的作用包括：①提高对老年疾病诊断的准确性；②全面掌握老年患者的病情变化和功能状态；③及时指导医疗、护理、康复方案的制订和调整，适时进行疗效评价；④有助于为患者选择适宜的中长期照护环境和服务设施，有效进行老年健康管理。

(二)对老年患者及其家属的作用

CGA 对老年患者及其家属的作用包括：①促进患者尽早康复，及时回归家庭和社会；②减少残疾，最大限度地维持老年人的功能状态，提高生活质量；③预防老年综合征和老年问题的发生，节约医疗费用支出；④增强自身的健康管理意识，提高健康期望寿命。

五、CGA 的对象和时机

(一)CGA 的对象

CGA 的对象没有明确的界定范围，一般是有多种慢性病或老年综合征的、具有康复潜力的衰弱老年人。从 CGA 中获益最大的人群包括：①65 岁以上，具有多种慢性病和多重用药者；②具有不同程度功能损害或失能的患者；③具有老年综合征的患者；④存在老年照护问题的患者；⑤存在心理、社会和行为能力问题的患者；⑥存在居住环境、社会环境和文化环境不良者。

对于功能状态良好的健康老年人，或者处于疾病终末期完全卧床、重度痴呆及功能完全丧失的老年人，行 CGA 获益不大，意义也不大。

(二)CGA 的时机

CGA 的时机受多种外在因素的影响。老年人功能状态是动态变化的，因而在不同时点进行功能评估至关重要。CGA 通常在老年人情况发生变化的时候进行，如健康状况急骤恶化、功能衰退、居住环境改变或遇到其他不寻常的应激事件等。

专家建议 CGA 应该在患者入院后、住院过程中、出院随访工作中常规开展。社区服务中心也应该常规开展 CGA 初筛工作，中长期照护机构和居家养老的老年人可将 CGA 作为医 – 养 – 护一体化管理模式中重要的组成部分。

六、CGA 的主要内容

CGA 的内容通常包括影响老年人健康的诸多方面，主要有六个方面：全面的医疗评估、躯体功能评估、精神和心理评估、老年综合征及老年问题评估、社会支持与环境因素评估、生活质量评估。

七、CGA 的评估工具及选择

评估量表是目前 CGA 的主要评估工具，常用的有 ADL 量表、MMSE 评估等，还有综合评估量表(CARE)、LEIPAD 量表、生活质量量表(老年版)等。

应根据所在环境不同、评估人员资质不同、评估目的不同、评估时间不同而选用对应的评估工具，如综合医院或老年病专科医院的住院患者选用 CGA 全版软件，综合医院门诊或社区卫生服务中心选用速评软件，居家或中长期照护机构选用自评软件。

对于综合医院门诊或社区卫生服务中心进行的评估，需要快速获得 CGA 初筛结果，可采用简化版的评估量表或简单问卷，如 Moore 等建立的简易老年病学筛查评估表。询问患者快步走、穿衣、购物、洗澡、干家务活等有无障碍，初步判定其生活活动能力；询问体重是否减轻、计算 BMI，初步判断其营养问题；采用 FRAIL 问卷评估衰弱；询问有无漏尿或便秘，初步判断其是否存在大小便问题；测量步速、握力和小腿围，初筛肌少症；嘱患者记住 3 个单词，1 分钟后再次询问，初步判断其认知问题等。除量表外，也常用到一些简单的测试方法，如画钟试验(clock drawing test，CDT)、肌力、步速和肌量仪器测量等。

八、CGA 的类型

概括地讲，CGA 可根据评估目的、场所和时间等进行分类。

(1)按评估目的分类：CGA 可分为诊疗评估、康复评估、护理评估、临床用药评估。

(2)按评估的场所分类：CGA 可分为医院评估、社区评估和家庭评估。

(3)按评估的时间分类：CGA 可分为院前评估、入院评估、院中评估、出院评估和院后追踪评估。

九、CGA 的实施者和场所

CGA 由多学科团队(geriatric interdisciplinary teams，GIT)实施完成。多学科团队通常由老年病科的医师、护师、营养师、精神科医师、康复师及相关专科医师等组成。团队最终成员的组成取决于整个项目实施的目的、医疗机构的类型、工作量和经费。一个高效的多学科小组的标志是具有灵活性，互相尊重，始终关注老年人的需求和愿望，制订的防治计划比单一专业人员的计划更有效。

评估场所包括很多：①在社区，评估老年人的营养状况、记忆力、视听功能、自理能力、居家环境、社交功能等；②在医院，急性期评估确定最佳救治方案，判断预后，预防和减少医源性损害，出院前做社会支持和生活环境评估；③在康复机构，对躯体功能和所处环境进行评估，制订康复治疗计划，评估康复效果；④在养老机构，对营养状态、日常生活活动能力、移动平衡能力、失能状况、精神心理状况、社会支持、经济来源、生存质量等进行评估；⑤在临终关怀服务机构，对临终患者的疼痛程度、营养状况、宗教信仰需求、老年综合征、老年照护问题进行评估，以便采取适宜的舒缓治疗和临终关怀措施。

十、CGA 的方法和流程

(一)CGA 的方法

CGA 的方法有很多，常见方法如下。①一般医学评估方法：采集病史、适当的医学检验、必要的辅助检查、详细的用药记录。②评估量表或评估问卷：一般采用国际上通用的评估量表或评估问卷。③徒手检查法：不借助任何检查仪器和设备，直接评估老年人功能状态，如起坐试验、起立行走试验。④仪器设备检查法：借助检查仪器和设备评估老年人各种功能状态，如骨密度、肌力、肌容积等。

CGA 主要是用量表评定，可结合实际情况选择直接观察法或间接评定法。直接观察法由评估者直接观察老年人完成各项活动的状况，简称观察法。这种方法结果可靠，但所需时间较长，为体弱者检查时需分次进行，另外有些项目不方便直接观察，如排便和沐浴等。间接评定法向被评估者或其照顾者了解情况，用来评估其功能状态，也称自述法。这种方法实施简单，但准确性不如直接法。

老年人的问题是多方面的，而且相互影响，要全面评估一位老年人是费时、费力的工作。为了使评估过程更有效，可采取以下方法：①少而精的多学科团队；②使用设计良好的问卷，让老年人或照顾者在就诊前填好；③选择合适的筛选工具，选择的量表必须适合评估目的和评估环境；④采用有利于电子化的评估表格；⑤个案管理活动与评价过程整合。

(二)CGA 的基本流程

1. 寻找合适的患者

筛选出能从 CGA 中获益的衰弱老年人作为调查对象，即有一定恢复潜力的虚弱老年人，这是 CGA 成败与否的重要一环。

2. 收集资料

多学科小组共同制订切实可行的调查问卷，由专业人员进行调查。然后将获得的资料整理归纳出问题表，包括短期或长期医疗诊断及问题(急性疾病、慢性疾病急性发作、亚急性和慢性疾病、老年综合征)、所有影响日常生活能力的症状及危险因子(即使不是疾病诊断)、任何社会状况及既往史、可能需要积极干预或对将来处理有影响的因素(如独居等)。

3. 多学科小组讨论

组织多学科小组会诊是对问卷结果进行多学科综合分析的过程。会诊的重点对象是那些具有多个复杂问题或可能有日常生活活动能力减退的高危老年人。

会诊的目的：根据老年人的具体情况制订切实可行的防治计划。①明确目前的健康问题：重点是针对影响预后的主要问题，可治性的医疗问题和功能状态，寻找可矫正的问题并加以治疗，这是老年病科医师的首要任务。②明确治疗目标：包括近期目标和远期目标。③制订防治计划：拟定一个合理、可行、综合的防治计划，包括药物、饮食、运动、康复、心理、环境及社会等内容，避免不同专业的治疗重复和冲突。如建议较多，应分清主次和先后次序，主要措施是指那些短期内可见到明显效果的治疗方法，如纠正谵妄。老年病科医师必须具有较强的组织整合能力，能综合其他专业人员提供的评估信息和治疗建议。④判断预后。

4. 防治计划的实施

医疗人员、家属及照顾人员共同监督防治计划的实施，应以老年病科医师为主，相关专业人员参与。医疗人员耐心指导、患者积极参与、家属支持与监督是获取疗效的关键。

5. 追踪随访

根据老年人问题的复杂程度、治疗方式和预期恢复情况，决定随访时间和细节。

若患者无法达到预期的治疗目标时，应分析其可能原因，并做出适当的修订计划或调整治疗目标。

十一、CGA 的应用

CGA 可全面了解老年人群的健康状况，是老年医学的核心技术，正确掌握和合理应用该技术，对老年病急性期的诊治、急性后期和亚急性期的中期照护、长期照料、临终关怀与社区慢性病防控等都具有重要的指导作用和临床应用价值。

（一）在老年共病中的应用

老年共病是指一个老年人同时存在 2 种或 2 种以上慢性疾病，简称为"共病"，也称多种慢性病共存或多病共存，在老年人中十分常见。目前的临床单病种指南旨在解决单个临床问题，如果把这些指南生搬硬套叠加地用于老年共病的管理，会存在局限性和危害性，而 CGA 是老年共病处理的具体措施之一。对老年共病患者进行 CGA，可全面了解其整体情况、目前治疗方案实施情况、依从性等，能最大限度减少误诊和漏诊，制订出最佳的治疗方案。

（二）在老年康复中的应用

老龄化社会对老年康复医疗服务的需求迅速增长，康复医疗将是未来社会医疗保障的一个重要方面。CGA 是老年康复医学中的一种重要的全面评估方法。CGA 强调老年人功能状态和生活质量，综合评估病情、医疗需求及判断预后，有助于制订全面、可行和个体化的康复治疗方案，使老年患者能最大限度地维持功能，提高生活质量。

（三）在老年医疗照护中的应用

（1）在老年病急性期医疗服务中，重点评估老年患者危及生命的主要病变及器官功能状态；对于需手术的患者，需做好围手术期 CGA；对于出院的患者，做好出院时 CGA 并推荐后续的治疗和随访。Ellis 等进行的一项 Meta 分析结果显示，相对于一般医疗服务，CGA 可提高急性期患者生存率，提高出院率，并且降低医疗费用。近年来，诸多证据表明，CGA 在老年临床医学实践中能改善住院时间和再住院率，同时可预测住院老年人的死亡率与不良后果发生率。

（2）在老年长期照护服务中，不仅要评估躯体功能状况和精神心理状况，还应全面评估老年人的社会支持、经济来源、生存环境和生活质量，以便为他们制订切实可行的照护措施和临床决策。

（3）在老年临终关怀服务中，重点评估宗教信仰、老年综合征和老年问题等。通过 CGA，可全面了解患者躯体、精神、心理、环境等方面的需求，有助于为患者提供积极、全面的人文关怀和医疗服务，以解除患者痛苦，提高生存质量，为家属提供咨询、培训教育和居丧关怀等。

（4）在社区卫生服务机构中，CGA 重点是老年健康管理、慢性病防控、老年日托服务和居家医疗服务等，及早发现一些潜在的老年疾病风险或老年综合征，做到早预防、早诊断、早干预和科学管理，提高老年人生存率和生活质量。有研究报道，除认知功能外，老年人在家自评和临床医生评估差异不大，既减少经济成本，又节约医疗资源，便于在社区很好地开展。1993 年，一项包含 28 个对照研究的 Meta 分析显示，采用 CGA 进行老年患者的管理可以有效提高老年患者的生存率和功能状态；2004 年，一项针对 9 项研究的 Meta 分析显示，CGA 可以降低短期死亡率(1 年)，而对长期死亡率无明显影响。

(四)在其他专科中的应用

除了老年病科，CGA 现已在众多专科得到了广泛应用，如肿瘤科、泌尿科等科室。Kalsi 等在伦敦医院对 135 名正在接受化疗的大于 70 岁的老年人研究发现，进行 CGA 的老年人更容易按计划完成化疗，提高了化疗耐受性。Soysal 等发现 CGA 便于发现肾衰竭透析患者的早期问题，从而采取必要的预防措施，尽快开始治疗，提高生活质量，建议 CGA 应定期用于肾衰竭透析患者。除上述情况外，CGA 对急诊科和急性病房的患者、外科手术患者和出院患者也有效。总之，大部分有关 CGA 的随机对照临床研究结果是肯定的。

十二、CGA 的注意事项

与老年人交流有一定困难，CGA 费时费力，因此掌握医患交流技巧非常重要。CGA 中应注意以下事项：①确保给患者和家属的交流信息一致，团队间交流内容统一；②在光线良好的场所里进行交谈；③尽量减少噪声和干扰；④认真进行自我介绍，建立友好的医患关系；⑤采取带患者姓氏的尊称来称呼患者；⑥面对患者，与患者视线在相同水平；⑦交流时应礼貌、冷静、精力专注；⑧有听力受损者，可以用扩音设备，用大的印刷体写出问题，有足够耐心等待患者回答问题；⑨与有认知障碍的患者交流后，需要与照护者核实情况，判断其真实性；⑩清晰和全面记录每次交流的内容。

评估者必须掌握一定的评估原则：①真实客观评价，正确判断其功能状态；②直接观察或向知情人询问，了解老年人的功能状态，避免主观判断；③避免霍桑效应：霍桑效应是指评估时老年人表现得很出色，掩盖了平时的状态，要进行全面真实的评价。

第二节　医疗评估

一、一般情况

一般情况包括姓名、性别、年龄、婚姻状况、身高、体重、吸烟、饮酒、文化程度、职业状况、业余爱好等情况。

二、医疗评估的内容

CGA 本身包含了利用传统医学方法对急、慢性疾病进行诊断评估，即常规的疾病诊断过程，包括病史采集、体格检查和各种电生理学检查、实验室检查与影像学检查等。在此基础上，进一步关注老年人的整体健康状况，确定当前的主要问题，制订恰当的处理策略。如果患者有认知功能损害或语言功能障碍，病史的采集是一个难题，需要通过患者的亲属、朋友或者护工的帮助来完成。用药史应包括饮酒量、非处方用药和辅助用药（中药）等。

第三节　躯体功能评估

据统计，我国近20%的老年人处于部分或完全失能状态，需要依赖他人的照料，给家庭和社会带来了沉重负担。老年躯体功能是指老年人完成日常生活活动、社交和娱乐的能力，是反映老年人身心健康状态的最佳指标，是判断老年人是否需要医疗服务和社会服务的重要标志，主要包括日常生活活动能力、平衡与步态、运动功能（如上肢及下肢功能、关节活动度和肌力）、感觉功能（如视力、听力）、跌倒风险、皮肤危险因子、吞咽功能、营养状况、视听功能和其他躯体感觉功能等。功能状态既是评估内容，又是改进和维持的最终目标。医学临床诊断不能反映机体的功能状态，需要进行躯体功能评估。老年躯体功能评估是CGA的重点，通过评估，可以确定受评估对象在躯体功能方面所具有的能力和存在的问题，以便制订治疗目标和计划，尽早进行补救，最大限度地保持老年人的自理能力。

一、日常生活活动能力评估

日常生活活动能力（activities of daily living，ADL）的评估内容包括以下三个部分。

（一）基本日常生活活动能力

基本日常生活活动能力（basic activities of daily living，BADL）是老年人必需从事的维持每天基本生活所需的自我照顾能力和最基本的自理能力。BADL下降将会影响老年人对基本生活需要的满足，从而影响老年人的生活质量。BADL包括照料自己衣食住行和个人卫生所进行的一系列活动，如沐浴、穿衣、梳理、下床、大小便、进食等6个方面能力。通常最早丧失的功能是沐浴，最后丧失的功能是进食。评估可用Katz指数、Barthel指数量表。临床应用最广、研究最多、信度最高的是Barthel指数（BI）量表，其包括10项内容：进食、转移、修饰、如厕、沐浴、平地行走、上下楼梯、穿衣、控制大便、控制小便，是目前世界上应用最广、信度和效度较佳的残疾量表，广泛用于日常生活能力评价，并可应用于急性期的预后研究、临床治疗试验的初步终评。ADL得分越高，独立性越好，依赖性越小。

（二）工具性日常生活活动能力

工具性日常生活活动能力（instrumental activities of daily living，IADL）是指老年人进行自我护理活动的能力，包括购物、家庭清洁和整理、做饭、洗衣、服药、处理财物、旅游、使用公共交通工具和打电话等能力。这一功能提示老年人是否能在家独立生活并具备良好的日常生活活动能力。IADL多采用Lawton - Brody量表进行评估。Frenchay活动指数是特别为脑卒中患者设计的IADL评定量表，它按照比较复杂的身体活动和社会功能评定生活方式。如有 IADL 障碍，应提供相应的生活服务，如送餐、代购物品，尽可能维持老年人的独立生活能力。

(三)高级日常生活活动能力

高级日常生活活动能力(advanced activities of daily living, AADL)是反映老年人的智能能动性和社会角色功能的能力，主要包括参加社交活动、娱乐活动、职业等，是反映老年人整体健康状况的指标之一。

二、平衡/步态评估

老年人的平衡功能因生理功能的退行性变化而下降，容易出现跌倒的情况。对老年人平衡功能的评估有助于及早发现障碍，对可能发生的危险情况进行预测并及时采取有效的预防措施。老年人如果存在跌倒或撞到其他物体(椅子、墙壁等)的情况，需进行移动/平衡能力评估。

(一)起立行走计时试验

起立行走计时试验(timed up - and - go test, TUGT)是门诊常用的初筛量表，适用于能行走的老年人，如步态不稳可使用助步器来测试。受试者从 46 cm 高的椅子上起身，尽快往前走 3 m，然后转身走回椅子上坐下，共 6 m，记录完成时间。试验过程中观察步行姿势是否协调、下肢各关节的功能位及运动幅度是否正常、速度及步幅是否匀称、上肢摆动是否自然等，判断有无跌倒风险。

(二)5 次起坐试验

5 次起坐试验(five - times sit - to - stand test, FTSST)的目的是了解下肢肌力。受试者双手交叉放于胸前，从座高 46 cm 的椅子上站起并坐下 5 次，尽可能快且不用手臂支撑，正常完成时间 <10 秒。如 >10 秒，提示下肢股四头肌力量减弱，跌倒风险高。

(三)Romberg 试验(闭目直立试验)

Romberg 试验是最常用的静平衡功能检查法。受试者两脚并拢，闭目直立，双上肢下垂，亦可两手于胸前相扣，并向两侧牵拉，观察受检者有无站立不稳或倾倒。记录维持平衡的时间，正常 >10 秒。

(四)Tinetti 步态平衡量表

上述定性试验有异常时，可进一步做 Tinetti 步态平衡量表。此量表是国际上广泛使用的、信度与效度更高、可以更好地评定受试者平衡功能的量表，包括平衡与步态两部分，不仅可检测有无行动障碍，而且能量化其严重程度。

评估时应注意：①评估环境干净、明亮，行走的路面应防滑、平整。②要有一把结实无扶手的椅子。③要备有测评表、笔、秒表、步态带等工具。④提前告知患者穿舒适的鞋子和轻便的衣服。

测评前，先将整个流程告知患者，测试时尽可能紧跟患者，以便提供必要的支持。①始终站在患者的身边，准备好随时帮助患者稳定身体，防止跌倒；一旦患者跌倒，应及时搀扶并帮助他坐在椅子上。②根据患者的情况适当使用步态带。③在各项目测评过程中尽量不使用步行辅助器。

三、吞咽功能评估

脑卒中是造成吞咽困难的首要原因，吞咽困难的最常见症状和危害是误吸。

（一）洼田吞咽能力评定法

洼田吞咽能力评定法根据帮助的人、食物种类、进食方法和时间、是否存在吞咽困难或不能吞咽来判断吞咽能力。该方法可预测患者是否发生误吸、住院期间是否发生肺炎、出院时的营养状态。

（二）洼田饮水试验

受试者取端坐位，喝下 30 mL 温开水，观察所需时间和呛咳情况。洼田饮水试验是吞咽功能的一种评定方法，试验评定见表 4-2。

表 4-2　洼田饮水试验

分级	评估内容
1 级（优）	能顺利地 1 次将水咽下
2 级（良）	分 2 次以上咽下，不呛咳
3 级（中）	1 次咽下，但有呛咳
4 级（可）	分 2 次以上咽下，但有呛咳
5 级（差）	频繁呛咳，不能全部咽下

正常：1 级，5 秒之内；可疑：1 级 5 秒以上，或 2 级；异常：3、4、5 级。

四、视听功能及口腔问题评估

（一）视力障碍评估

有 20%～30% 的 75 岁以上老年人存在视力障碍，原因有白内障、黄斑变性、视网膜病变、青光眼等。视力障碍可引起日常活动功能受损、生活质量降低，甚至跌倒、车祸。

建议向患者询问视力障碍病史，评估双眼视力障碍情况，询问有无配镜史，一般可采用 Snellen 视力表，也可采用简便筛检方法检查，只需受试者阅读床边的报纸标题和文字进行简单初评。视力评估的目的只是初筛有无视力障碍，评估会不会加剧跌倒等老年综合征的发生。要明确引起视力障碍的疾病，建议进一步行眼科专科诊治。

（二）听力障碍评估

听力障碍会对老年人生活质量产生深远影响。建议询问听力障碍病史，评估双耳听力障碍情况，询问有无戴助听器。简易评估方法：站在受检者后方约 15 cm 处，用气音说出几个字，若受检者不能重复说出一半以上的字时，则表示可能有听力方面的问题，需要明确引起听力障碍的病因，建议进一步行五官科专科诊治。

（三）口腔问题评估

检查患者牙齿脱落、义齿的情况，检查缺牙情况，评估义齿佩戴的舒适性，评估是否影响进食。口腔评估的目的在于评估是否影响进食、情绪、营养摄入等。若需明确口腔疾病状况，专家建议进一步行口腔科诊治。

五、躯体感觉功能评估

躯体感觉功能评估包括以下内容。①浅感觉：感受器位于皮肤和黏膜，包括痛觉、触觉和温度觉等；②深感觉：感受器位于肌肉、肌腱和关节深部组织，包括位置觉、运动觉、震动觉等；③复合感觉：又称皮质感觉，是经过大脑皮质的分析和综合完成的感觉，包括体表图形觉、实体辨别觉、两点辨别觉、皮肤定位觉等。

六、运动功能评估

(一)肌力

观察肢体主动运动时的力量强弱，两侧对比有无差异。嘱患者依次做各关节、各方向的运动，并在运动方向上给予一定阻力以测试其肌力大小。

(二)肌张力

肌张力指静息状态下肌肉的紧张度，可通过触诊肌肉的硬度及肌肉完全松弛时关节被动运动时的阻力来判断。

(三)不随意运动

不随意运动也称不自主运动，是随意肌不自主收缩所发生的一些无目的的异常动作。

(四)共济失调

共济失调主要评估小脑功能。正常的随意运动有赖于主动肌、拮抗肌、协同肌、固定肌在速度、幅度及力量等方面的协调一致，主要依靠小脑的功能。此外，前庭神经、深感觉及锥体外系均参与作用。当上述结构发生改变时，协调动作发生障碍，称为共济失调。

(五)关节活动度

关节活动度又称关节活动范围，指关节运动时的运动弧度或转动的角度。

第四节　老年精神心理评估

老年精神心理评估包括认知功能、谵妄、焦虑、抑郁等评估。

一、老年认知功能评估

老年人认知功能减退很常见，但是临床上大约37%～80%的痴呆未被诊断，使用筛查工具则可以检出。认知功能评估是早期发现与诊断痴呆的重要手段之一，也是老年精神心理评估的重点。老年人认知障碍包括轻度认知功能障碍(mild cognitive impairment，MCI)和痴呆。评价认知功能不仅可以确定受试者是否存在认知功能受损，还可以判断受损的严重程度。需要注意的是，谵妄、抑郁、合作不佳、受教育程度低、语言障碍和精神不集中等都可能影响认知功能的评估结果。

评估时应注意：①检测环境应安静、通风、舒适、光线良好。②室内一般只有主试和被试两人，即使在床边评估时也要避免旁人及家属的干扰。③面对被试者，主试人员应态度和蔼、语气温和，以消除被试者的不合作情绪。④严格按照各套量表的手册执行检测，使用统一的指导语，有时间限制的要严格执行，有规定可以给予一定范围内帮助的应按规定提供。同时，主试者使用的语言应能让被试者充分理解，要避免超过指导语和规定内容的暗示，也不要敷衍了事，减少应该告知被试者的信息。⑤整个评估过程不限时，可计时。⑥言语障碍、情绪激动欠合作、视觉听力严重受损、手不灵活者不适宜进行该评估。

目前国内外应用最广泛的认知功能筛查量表是简易智能评估量表（mini - mental state examination，MMSE）、画钟试验（clock drawing test，CDT）、痴呆简易认知评估量表（mini - cognitive assessment for dementia，Mini - Cog）和蒙特利尔认知评估（Montreal cognitive assessment，MoCA）量表等。

（一）简易智能评估量表

简易智能评估量表（MMSE）也称简易精神状态检查，广泛用于认知功能的筛查，主要检测时间定向力、地点定向力、注意力、计算力、记忆力、语言能力及视觉空间能力等认知域内容。MMSE虽然费时较长，但可通过得分获得特定分数段所代表的认知功能的受损情况。MMSE的敏感性为80%~90%，特异性为70%~80%。MMSE的局限性：①受年龄和文化程度的影响较大，受过高等教育的人可出现假阴性，而受教育水平低、文化背景不同的人可出现假阳性；②注意（心算）、记忆、结构模仿等项目得分并不足以反映相应的认知域表现；③非语言项目偏少，对右半球和额叶功能障碍不够敏感；④没有时间限制。MMSE的具体项目见表4-3。

表4-3 简易智能评估量表（MMSE）

检查项目	序号	评估项目	评分方法	得分
时间定向力	1	今年是哪一年？	答对1分，答错或拒答0分	
	2	现在是什么季节？	答对1分，答错或拒答0分	
	3	现在是几月份？	答对1分，答错或拒答0分	
	4	今天是几号？	答对1分，答错或拒答0分	
	5	今天是星期几？	答对1分，答错或拒答0分	
地点定向力	6	现在我们在哪个省、市？	答对1分，答错或拒答0分	
	7	您住在什么区（县）？	答对1分，答错或拒答0分	
	8	这是什么医院？	答对1分，答错或拒答0分	
	9	我们现在是几楼？	答对1分，答错或拒答0分	
	10	这儿是什么地方？	答对1分，答错或拒答0分	

检查项目	序号	评估项目	评分方法	得分
记忆力		现在我要说三样东西的名称，在我讲完之后，请您重复说一遍，请您记住这三样东西，过一会儿要再问您这三样东西的名称："皮球""国旗""树木"。请您把这三样东西重复一遍。		
	11	复述：皮球。	答对1分，答错或拒答0分	
	12	复述：国旗。	答对1分，答错或拒答0分	
	13	复述：树木。	答对1分，答错或拒答0分	
注意力和计算力		请您从100减去7，然后从所得的数再减去7，如此一直计算下去，把每一个答案都告诉我，直到我说"停"为止。（注意：测评时不要向被试者重复上一题的答案，也不能用笔算。计分时，如果下一题在错误得数基础上减7答案是对的，则下一题仍计1）		
	14	100 − 7 = ？	答对1分，答错或拒答0分	
	15	再减7 = ？	答对1分，答错或拒答0分	
	16	再减7 = ？	答对1分，答错或拒答0分	
	17	再减7 = ？	答对1分，答错或拒答0分	
	18	再减7 = ？	答对1分，答错或拒答0分	
回忆力		现在请告诉我，刚才我要您记住的三样东西是什么（不用按顺序回忆）。		
	19	回忆：皮球。	答对1分，答错或拒答0分	
	20	回忆：国旗。	答对1分，答错或拒答0分	
	21	回忆：树木。	答对1分，答错或拒答0分	
语言能力	22	检查者出示手表问这是什么？	答对1分，答错或拒答0分	
	23	检查者出示铅笔问这是什么？	答对1分，答错或拒答0分	
	24	请您跟我说"四十四只石狮子"。	答对1分，答错或拒答0分	
	25	把写有"请闭上您的眼睛"大字的卡片交给被试者。请您照着这张卡片上所写的去做。	答对1分，答错或拒答0分	
		给被试者一张空白纸。下面我跟您说几个动作，等我说完后，请您按照我说的顺序一一去做：用右手拿这张纸，再用双手把纸对折，然后把纸放在您的大腿上（注意：把所有指令说完再让被试者做；不要重复说明，也不要示范；要求按次序做）。		
	26	用右手拿纸。	正确给1分，错误0分	
	27	把纸对折。	正确给1分，错误0分	
	28	放在大腿上。	正确给1分，错误0分	
	29	请您写一句完整的句子（注意：句子必须有主语、动词）。	正确给1分，错误0分	
	30	这是一张图，请您在这张纸上照样子把它画出来。	正确给1分，错误0分	

检查项目	序号	评估项目	评分方法	得分
总评分：			分。	
评判：文盲（未受教育组）17分，小学（受教育年限≤6年组）20分；中学或以上（受教育年限＞6年组）24分。界值以下存在认知功能缺陷。				

（二）画钟试验

画钟试验（CDT）是对认知功能迅速而敏感的测试方法，要求受试者画一个包括所有时点的钟面，然后在上面用箭头标出一个具体的时间，如3：30或11：45等。正确完成CDT需要有良好的感知觉和智能，它可以反映广泛的认知情况，如理解力、计划性、视觉记忆、视空间能力、运动和执行程序、抽象能力、注意力和控制能力。CDT的指令通常是先画好一个圆表示表盘，再让受试者在表盘上填上所有的数字，最后让受试者标出一个具体的时点。必须严格逐字遵照指令以避免"指针"之类的词汇，因为这些词可能提示受试者一些线索而掩盖受试者抽象能力的受损。

CDT采用四分评分方法：①画出封闭的圆（表盘），1分；②表盘的12个数字正确，1分；③将数字安置在表盘的正确位置，1分；④将指针安置在正确的位置，1分。

痴呆程度越重，画钟表现越差，CDT可以鉴别痴呆和正常老年人，然而对很轻的认知功能障碍敏感度差。单用CDT的敏感度和特异度均不及MMSE，两者联合应用具有最好的预测度，尤其是在认知功能下降的早期。

研究表明，联合应用CDT和MMSE发现痴呆的敏感性是100%，特异性是91%，显著优于单用CDT或MMSE者。CDT仅耗时1分钟，与MMSE联合应用共需6～11分钟的时间，受试者很容易配合，检查者可以根据这些客观的证据判断受试者是否需要更复杂的检查。

因为CDT能够保存可视的记录而受到临床医师的喜爱，而CDT通常也对照料者产生较深的影响。他们通常惊讶地看到受试者画钟时的表现有多差。CDT同样会受到文化程度和语言的干扰，在评估画钟得分的时候，关节活动障碍和视力障碍等躯体因素也应该考虑。

（三）痴呆简易认知评估量表

痴呆简易认知评估量表（Mini-Cog）由CDT和三个回忆条目组合而成（表4-4）。Mini-Cog用时3分钟，敏感度是76%～99%，特异度是89%～96%。确认研究显示Mini-Cog诊断痴呆的神经心理学效度可以与MMSE媲美，且不容易受教育程度和语言的影响，比较适用于基层人群的认知功能筛查。

（四）蒙特利尔认知评估

蒙特利尔认知评估（MoCA）是一个用来对轻度认知功能异常进行快速筛查的评定工具，灵敏度及特异度均为97%～98%。它评定了许多不同的认知领域，包括短期记忆、视空间、执行功能、注意与集中、语言、抽象思维、计算力和定向力等。MoCA的记忆测验包含了比MMSE更多的词汇、更少的学习锻炼和更长的回忆间隔时间，难度更大。

因此，它更有助于识别轻度认知功能损害（MCI）。国际通用的 MoCA 量表在我国使用过程中遇到了一些困难，对犀牛、狮子、骆驼等动物辨识力较低，我们对此进行了修订，产生了改良 MoCA 量表（图 4 - 1），在临床上得到广泛认可和应用。

表 4 - 4 简易智力状态评估量表（Mini - Cog）

序号	评估内容	评估标准	得分
1	请受试者仔细听和记住 3 个不相关的词，然后重复	能正确标明时钟数字位置和顺序，正确显示所给定的时间	
2	CDT		
3	请受试者说出先前所给的 3 个词		
评估建议：0 分：3 个词一个也记不住，定为痴呆。1~2 分：能记住 3 个词中的 1~2 个；CDT 正确，认知功能正常；CDT 不正确，认知功能缺损。3 分：能记住 3 个词，不定为痴呆。			

二、谵妄评估

谵妄是一种急性脑功能下降引起的可逆的认知损害和意识障碍，这种认知改变常随着谵妄的轻重而显著波动。这种伴随谵妄的显著波动是鉴别诊断最有利的证据，但由于谵妄的临床表现多样化，因此仍有很高的误诊率和漏诊率。对于老年人谵妄的评估可采用谵妄量表（confusion assessment method，CAM），该方法简洁、有效，诊断的敏感度和特异度均较高。CAM 评估的内容包括：①急性发作且病程波动；②注意力不集中；③无组织的思考；④意识状态改变。

三、焦虑抑郁评估

老年人常常存在慢性疼痛、慢性病多病共存、各种难以解释的躯体症状，或者近期合并有明显的心理社会应激事件。在临床上，老年抑郁症的发生率很高，社区老年人为 10% ~32%，有躯体疾病的老年人抑郁症发生率高达 50%。老年人抑郁症表现不典型，常常被认知障碍、帕金森病等症状所掩盖，量表评估在筛查评估老年抑郁症方面起着非常重要的作用。老年人如果经常觉得悲伤、压抑、情绪低落，应进行情感状态评估，筛查抑郁焦虑风险。

（一）老年抑郁量表

老年抑郁量表（geriatric depression scale，GDS）是临床常用的老年抑郁评估筛查工具。其评估的内容包括心境低落、厌倦、烦恼、活动减少、易激惹、退缩、痛苦、决定迟疑，以及对过去、现在和未来的消极评价。GDS 原版有 30 个条目，简化版有 15 个条目。GDS - 15 是临床上较多采用的为老年人设计的抑郁自评筛查表，可用于社区服务中心或养老机构。

修订后的MoCA量表

姓名：　　　　性别：　　　　出生日期：　　　　受教育水平：　　　　检测日期：

视空间与执行功能	复制立方体	画钟表（11点10分）（3分）	得分
④　　　　　⑥ ①→ 　　③ ⑦ ②　　　⑤ ⑨ ⑩　　　⑧ [　]	 [　]	 [　]　[　]　[　] 轮廓　数字　指针	＿/5

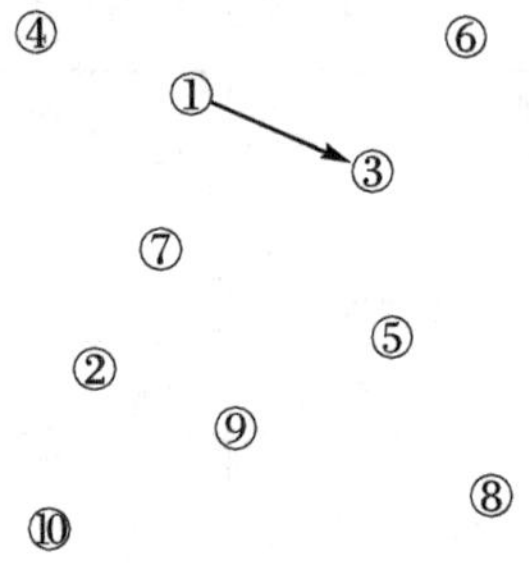

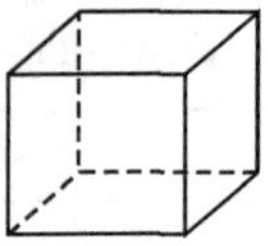

命　令		
[　]	[　]	[　]　＿/3

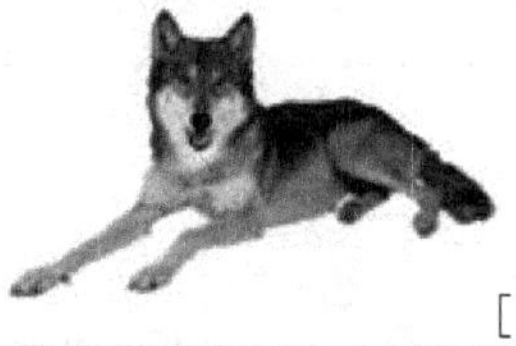

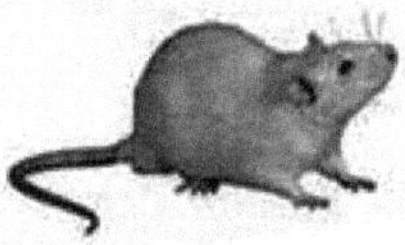

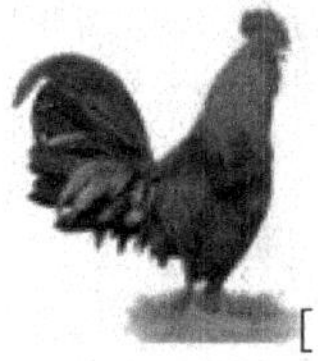

记　忆　读出下列词语，然后重 复2次，10分钟后回忆。		蓝天	上衣	茶杯	汽车	医院
	第一次					
	第二次					

语　言　重复：一群孩子在花园里快乐地玩耍，这里有许许多多的花草树木。[　]	＿/1
流畅性：在1分钟内尽可能多地说出动物的名字。（<70岁：N＞17；70~80岁：N＞14；＞80岁：N＞10）＿[　]	＿/1
阅读及语言理解：请您左手拿起这本书，并打开到第69页。[　]	＿/1
书写：请您写一句完整的句子，且有意义。 　　全文：　　　　　　　　　　　　　　　　　　　　　　　[　]	＿/1

延迟记忆	回忆时 不能提示	蓝天 [　]	上衣 [　]	茶杯 [　]	汽车 [　]	医院 [　]	仅根据非提示 回忆记分。
选　项	分类提示						
	多选提示						＿/5

注　意　读出下列数字，请您重复。 　　（每秒1个）	顺背　2 1 8 5 4　[　] 倒背　7 4 2　[　]	＿/2
读出下列数字，每当数字1出现时，请您用手敲打一下桌面，错误数大于或等于2个不计分。 　　5 2 1 3 9 4 1 1 8 0 6 2 1 5 1 9 4 5 1 1 1 4 1 9 0 5 1 1 2　[　]		＿/1
100连续减7　　93[　]　　86[　]　　79[　]　　72[　]　　65[　] 　　4~5个正确：3分；2~3个正确：2分；1个正确：1分；全部错误：0分。		＿/3
抽　象　词语相似性：请圈出不同类的物品。　香蕉　西瓜　苹果　南瓜　[　] 　　　　　　　　　　　　　　　　　　　　轮船　汽车　工厂　飞机　[　]		＿/2
时间空间定向　　年代[　]　　月份[　]　　日期[　]　　城市[　]　　地点[　]		＿/5

正常：≥28分（受教育年限≤12年加1分）。　　　　　　　　　　总分＿/30。

图4-1　修订后的MoCA量表

（二）Hamilton 抑郁量表

Hamilton 抑郁量表（Hamilton depression scale，HAMD）是目前使用最广泛的用来评估老年抑郁严重程度的评估工具。其最突出的优点是能够评估迟滞症状，另外可用于文盲和症状严重的受试者。HAMD 具有很好的信度和效度，能较敏感地反映抑郁症状的变化，其得分可反映抑郁症的严重程度，被认为是疗效研究的最佳评估量表。另外，自杀行为筛选问卷可评估抑郁的自杀风险。

（三）汉密尔顿焦虑量表

汉密尔顿焦虑量表（Hamilton anxiety scale，HAMA）是临床医师最常用的焦虑量表，评估项目包括焦虑心境、紧张害怕、失眠多梦、肌肉抽动、心动过速等。它能很好地帮助受试者自我诊断、衡量治疗效果，一致性好，长度适中，简便易行，适用于有焦虑症状的成年人。目前尚无专门用于筛查老年焦虑的自评量表，该成年人量表也适用于老年人。

根据评估结果判断抑郁是否由疾病或药物引起，是否存在其他精神病，需要详细询问病史，进一步行全面体格检查及辅助检查，尤其是精神检查，必要时建议到专科进一步诊治，综合分析后制订治疗方案。

第五节 老年综合征及老年问题评估

老年综合征是指多种因素作用于老年人而发生的一种或一组症状，不能确定其发病部位，也无法用传统的病名概括，需要全方位的评估和对症治疗。常见的老年综合征有衰弱、肌少症、跌倒、痴呆、尿失禁、晕厥、谵妄、抑郁、失眠等。常见的老年问题有压疮、便秘、深静脉血栓、营养不良、多重用药、长期照料、临终关怀等。对上述综合征或问题的评估，主要是对其患病危险因素和疾病的严重程度进行评估，以便制订适宜的预防和干预措施，尽可能地维持老年人的独立生活能力，提高他们的生存质量。

一、肌少症评估

老年人因衰老、运动减少、营养不良、慢性病控制欠佳等原因，导致肌少症患病率高，>80 岁者发病率可达 30%。患有肌少症的老年人更容易发生跌倒、失能、住院、死亡等不良事件。如果老年人从床上或者椅子上起身存在困难时，应进行肌少症筛查。

（一）肌少症 SARC - F 问卷

肌少症 SARC - F 问卷筛选项目包括肌力（strength）、步行辅助（assistance in walk-ing）、从椅子上起身（rise from a chair）、上台阶（climb stairs）、跌倒（fall）等。根据评分，判定是否存在肌少症风险。

（二）进一步检查

肌力和肌功能常作为肌少症筛查的检测项目，肌量和肌容积则作为肌少症的判定标准。

（1）肌力：通过检测握力来评判，采用电子握力仪测量优势手的最大握力。男性 < 26 kg，女性 < 18 kg 提示肌力下降。

（2）肌功能：通过测定 6 m 日常步行速度来判定。最大步速 < 0.8 m/s 表示肌功能下降。

（3）肌量或肌容积：应用双能 X 线吸光仪（dual energy X - ray absorptiometry，DXA）或者生物电阻抗分析（bioelectrical impedance analysis，BIA）进行肌量测定，结果用肌容积指数表示〔肌容积（kg）/身高（m）^{2}〕。若四肢骨骼肌质量（appendicular skeletal muscle，ASM）男性 ≤ 7.0 kg/m^2、女性 ≤ 5.7 kg/m^2（BIA 法），或男性 ASM ≤ 7.0 kg/m^2、女性 ASM ≤ 5.4 kg/m^2（DXA 法）提示肌容积减少。

（4）欧洲肌少症诊断标准：①只有肌容积减少，而步速和握力都正常，诊断为肌少症前期；②肌容积减少，伴步速减慢或者握力降低，诊断为肌少症；③肌容积减少，伴步速和握力二者都降低，诊断为重度肌少症。

二、衰弱评估

衰弱是老年人失能前状态，主要表现为身体活动能力降低和易损性增加，微小刺激可以导致病情变化，是各种老年综合征的共同通路。衰弱常被误认为衰老，如果老年人觉得很难单独完成大部分日常活动，就需要进行衰弱筛查与评估。

目前关于衰弱的评估方法并无统一标准，较常用的有美国 Fried 衰弱模型、加拿大 Rockwood 衰弱指数、国际老年营养和保健学会提出的衰弱筛查量表和临床衰弱量表等。所有的衰弱评估手段不适用于以下对象：依赖辅具者、不能步行 4 m 者、跌倒高风险者、严重的心力衰竭患者、恶病质者、严重残疾者。

（一）Fried 衰弱标准

Fried 衰弱标准是目前国内比较推荐的衰弱评估方法，美国霍普金斯大学 Fried 博士于 2001 年首先提出通过临床表型（衰弱表型）定义衰弱，制定了 5 条诊断标准：不明原因的体重减轻，肌力减退（握力下降），低体能，运动减慢（步速减慢）和疲劳。符合 3 项以上，诊断为衰弱；符合 1~2 项，为衰弱前期；0 项为非衰弱。这一标准主要从生理层面界定衰弱，是目前应用最多的衰弱评估方法，可用于社区和住院老年人。

（二）FRAIL 量表

FRAIL 量表由疲劳感（fatigue）、阻力感（resistance）、活动少（ambulation）、多病共存（illness）和体重减轻（loss of weight）5 项组成。该量表简单易行，适合于临床快速评估和门诊初筛。

（三）Rockwood 衰弱指数

将心理、智能、社交功能等指标引入衰弱的界定，计算异常或衰退的评估项数目占全部评估项数目的比例，即衰弱指数（frailty index，FI）。Rockwood 衰弱指数内容包含 30~70 个项目，操作繁琐，使用范围受限。

三、跌倒评估

步态不稳和跌倒在老年人中很常见，据统计，每年有 1/3 居家老年人和 1/2 养老院老年人发生跌倒，导致骨折、软组织损伤、脑损伤，甚至死亡。Morse 跌倒评估量表是一个专门用于评估住院老年患者跌倒风险的量表，由跌倒史、>1 种疾病诊断、行走辅助、静脉治疗、步态、认知状态 6 个条目组成。

评估注意事项：①询问跌倒史时，患者不愿叙述、合并认知功能障碍、精神障碍者，应询问患者的照护者。②询问现病史和既往史时，可按照老年常见系统疾病询问，或通过查阅患者病案，了解疾病和用药史。③行走辅具的使用可通过观察和询问结合的方式进行了解。

四、营养不良评估

老年营养不良的发生率非常高，社区老年人为 15%，住院老年人为 30%~40%，养老院可高达 50%。营养不良可导致压疮、肌少症、衰弱等，也可以增加疾病住院的病死率。如果老年人存在近 6 个月内体重减轻 >5%，或者 BMI < 18.5 kg/m^2，则应进行营养不良筛查评估。

临床上，营养评估(nutritional assessment)提倡系统评估法与营养生化指标相结合来评价患者营养状况。系统评估法包括营养风险筛查(nutrition risk screen 2002，NRS 2002)、简易营养评价法(mini nutritional assessment，MNA)等。血浆蛋白水平是目前临床上很常用的营养评价指标之一，可以反映机体蛋白质营养状况，有白蛋白、前白蛋白、转铁蛋白和视黄醇结合蛋白等具体指标。白蛋白能有效反映疾病的严重程度和预测手术的风险，是营养状况的一个重要参考指标。白蛋白的半衰期是 18 天，代谢及营养支持对其浓度的影响需要较长时间才能表现出来。前白蛋白、转铁蛋白和视黄醇结合蛋白是半衰期较短的血浆蛋白，是反映营养状况更敏感、更有效的指标。

(一)简易营养评估

MNA 是一种专门评价老年人营养状况的方法，是较理想的一种评价老年人营养状况的简单快速的方法。其评定内容包括进食量减少、体重减轻、行动下降、精神评定、疾病发作等。MNA 的评估项目多，调查较繁琐。

微型营养评定法(short form mini nutritional assessment，MNA - SF)与 MNA 有很好的相关性，且敏感度及特异度好，指标容易测量，可作为老年人营养不良的初筛工具。2013 年，我国老年患者肠外肠内营养支持专家共识推荐：老年患者使用的营养筛查工具主要为 MNA - SF。研究证明，该工具既可用于有营养不良风险的患者，也可用于已发生营养不良的住院患者。采用 MNA - SF 时应注意：①优先选测体重指数(body mass index，BMI)，无法测得 BMI 值时用小腿围代替；②营养不良风险患者如需深入评估，需要完成完整版 MNA。

(二)营养风险筛查

NRS2002 是欧洲临床营养和代谢学会(ESPEN)提出并推荐使用的营养筛查工具。

其包括四个方面的评估内容，即人体测量、近期体重变化、膳食摄入情况和疾病的严重程度。评分由三个部分构成：营养状况评分、疾病严重程度评分和年龄调整评分，三部分评分之和为总评分（若70岁以上加1分）。总评分为0~7分，若NRS2002的评分≥3分，可确定患者存在营养不良风险。NRS2002突出的优点在于能预测营养不良的风险，并能前瞻性地动态判断患者营养状态变化，便于及时反馈患者的营养状况，并为调整营养支持方案提供证据。住院患者可采用NRS2002。

五、疼痛评估

老年人疼痛评估需详细询问疼痛病史和进行体格检查，包括疼痛的位置、强度、加重及缓解因素、是否影响情绪和睡眠、疼痛部位是否有感觉异常、痛觉超敏、感觉减退、麻木等。老年性疼痛的评估包括视觉模拟法（visual analogue scale，VAS）和数字评定量表（numerical rating scale，NRS）。VAS是评价老年患者急性或慢性疼痛的有效方法，但它需要患者的视觉和运动功能基本正常。NRS尤其适用于需要对疼痛的强度及强度变化进行评定的老年人，可较可靠、较有效地评价老年患者急性或慢性疼痛，不适用于感知能力差或描述理解力差的老年人。NRS评估时应注意：①最好以小时为单位间歇评定；②周期性动态评分不宜过度频繁，避免引起患者焦虑；③患者自控丧失和焦虑可加重疼痛感觉，影响评分结果。

六、共病评估

共病是指老年人同时存在2种或2种以上慢性疾病。老年累积疾病评估量表可对各系统疾病的类型和级别进行评估，对共病评估更加完善，应用较多，推荐使用。

七、多重用药评估

多重用药的诊断标准目前尚未达成共识，当前临床应用最为广泛的标准通常是将"应用5种及以上药品"视为多重用药。推荐使用2015年美国老年医学会发布的老年人不恰当用药Beers标准和我国老年人不恰当用药目录，评估老年人潜在不恰当用药。

八、睡眠障碍评估

老年人睡眠障碍的评估方法主要包括临床评估、量表评估等。临床评估包括具体的失眠表现形式、作息规律、与睡眠相关的症状、失眠对日间功能的影响、用药史、可能存在的物质依赖情况、进行体格检查和精神心理状态评估等。量表评估推荐匹兹堡睡眠质量指数量表，但门诊或社区卫生服务中心可采用阿森斯失眠量表。

九、尿失禁评估

尿失禁评估采用国际尿失禁咨询委员会尿失禁问卷简表，评估尿失禁的发生率和尿失禁对患者的影响程度。

十、压疮评估

压疮危险评估的内容主要分为量表评估和皮肤状况评估两个方面。国内外压疮预防指南推荐使用 Braden 量表作为压疮危险的量表评估和识别工具,它是全球应用最广泛的压疮评估量表,可用于老年病科。压疮危险的皮肤状况评估内容包括指压变白反应,局部热感、水肿和硬结,关注局部有无疼痛。

(苏慧 刘艳)

第六节 社会支持与环境因素评估

一、社会支持

老年人不仅存在多病共存及老年综合征等多种医疗问题,而且合并有复杂的社会问题,包括老年社会支持系统、角色和角色适应、社会服务利用、特殊需要、文化及经济状况、医疗保险、人际关系、照顾人员、老年虐待、老年被忽视等问题。例如:老人患病后谁来照顾,老人是居家养老还是入住养老院等社会支持问题。老年人往往知道寻求医疗帮助,但对于这些社会问题却很少主动寻求他人帮助。然而,社会问题对于管理计划的制订将会产生重要的影响。医务人员应努力提高对老年人社会问题的敏感性,详细准确的评估可帮助我们更好地了解老年人的社会支持情况、社会文化状况、经济状况、照顾者负担等,针对性地给予干预建议。良好的社会支持可以给处于应激事件中的个体提供保护,增强老年人对压力的适应能力,维持良好的情绪。

社会支持是指个体从家人、朋友、同事等社会支持网络获得的心理上和物质上的支持。社会支持包括客观支持和主观支持。客观支持即实际支持,物质上的直接援助;主观支持是情感上的支持,个体在社会中被尊重、理解、支持的情感体验和满意程度。

对支持的利用度是反映个体对各种社会支持的主动利用,包括倾诉方式、求助方式和参加活动的情况。老年人对社会支持的利用度存在很大差异,虽然可以获得支持,但却拒绝别人帮助。

社会支持评估系统可采用社会支持评定量表(social support rating scale,SSRS),包含了客观支持、主观支持及对支持的利用度 3 个方面,总得分和各分量表得分越高,说明社会支持程度越好。

二、社会文化

社会文化包罗万象,因素很多,对不同的老年人影响也不同。了解老年人的文化背景、生活习惯、习俗、是否有宗教或其他信仰,并尊重老年人的文化和宗教信仰。事先讨论生前预嘱,了解老年人对待死亡的态度,临终时是否愿意接受高级生命支持(如气管插管、呼吸机等)。充分尊重患者的知情权和自主权,帮助患者减轻痛苦,使其有尊严地离开。

三、经济状况

经济状况决定了老年人能否得到适宜的医疗和生活照护。我国老年人住院的经济支持来源于退休金、国家补贴、家人供给、养老保险等。

四、照顾者负担

长期照护老年人的照顾者会发生生理和心理变化，或患有疾病，或出现抑郁焦虑，势必会影响到对被照顾者的照护。因此，需要对照顾者的能力、工作量、被接受程度、需求等进行评估，了解照顾者关注的问题。询问照顾者"您在照顾老年人时最担心的是什么？"，可采用照顾者负荷量表（caregiver burden inventory，CBI），从时间、发展、社交、生理、心理5个方面进行评估。

五、居家环境

研究表明，约50%的家中跌倒与居家环境危险因素有关，对不能独自活动的老年人来说，居家安全是预防跌倒的关键。对于衰弱、活动不便、平衡障碍的老年人，需重点评估居家环境的安全性。

老年人居家环境设计最重要的是无障碍，方便老年人使用。居家环境安全评估包括：①出入口设置5°斜坡，门宽应＞85 cm，方便轮椅出入；②老年人宜居电梯房；③地面应防滑、洁净，移除可能导致老年人跌倒的物品（如地毯）；④室内设施简单实用，家具避免锐角，靠墙摆放；⑤座椅硬度和高度适宜，稳固带扶手，便于起坐；⑥床的高度和床垫硬度适宜，便于上、下床；⑦马桶和沐浴设备需带扶手、拉杆、防滑垫等。资源利用方面的评估，主要是老年人需要何种生活服务，如送餐、整理家务、医疗护理等，为老年人提供必要的帮助，维持其独立生活能力。

居家环境评估包括对老年居住环境（即躯体所处环境，如楼梯、噪声、走廊、窗户、门宽、地板、桌椅等）、社会环境（如人际互动、隐私、社会隔绝、拥挤、交通、购物等）、精神环境（即心理所处的环境，如喜好、记忆、反应、图形、敏感刺激物）和文化环境（如传统、价值、标准、图腾象征）等的评估。居家环境评估的重点在于预防而不是康复。

六、老年孤独评估

老年人在城市缺少朋友，特别是从农村迁移到城市的老年人，容易出现高楼综合征、老漂族、空巢综合征。失独家庭将造成内心孤独的更大困扰。

第七节　老年生活质量评估

随着人们生活水平的提高、健康状况的改善、疾病谱的改变、人口老龄化程度的加深以及人们对健康需求的增加，老年人生活质量的问题日益受到重视。生活质量是指不同文化和价值体系的个体对于他们的生活状况的体验。生活质量与个体躯体健康状况、心理状态、社会关系、个人信仰和所处环境等密切相关。现代老年医疗保健观念主张应该从目前的慢性病治疗模式转向失能预防模式，强调改善功能、延缓失能，提高老年人的独立生活能力。人们不再追求延长寿命，而是提高生活质量。任何一次诊疗护理措施都要权衡利弊，考虑对生活质量的影响。常用的老年生活质量评估方法有访谈法、观察法、主观报告法、症状定式检查法和标准化量表评定法等，该项评估对衡量老年人的幸福度具有一定的意义，国际上有许多生活质量的评定量表，也有相应的应用软件可供使用。常用的标准化量表评定法有简易健康调查量表（short form－36 health survey，SF－36）、生活满意度指数、老年幸福度量表等。

其他评估包括老年人失望的评估、物质（如酒精、烟草、药物和保健品）使用与滥用的评估等。

（苏慧）

第五章　老年综合征及老年常见问题

第一节　概　述

由于衰老、疾病、心理及社会环境等多种因素的影响，引起老年人多个系统对应激表现出脆弱性，进而出现一系列非特异性的症状和体征，如跌倒、痴呆、尿失禁、谵妄等，这种老年人由多种疾病或多种原因导致的具有同一临床表现或问题的症候群，称为老年综合征（geriatric syndrome，GS）。老年综合征会严重损害老年人的生活能力，影响老年人的生活质量，显著缩短老年人的预期寿命。

老年综合征和传统医学综合征（traditional medical syndrome，TMS）具有本质的不同。传统医学综合征是指由某种特定的病理过程而产生的多种临床表现的综合征，即"一因多果"。老年综合征为多种致病因素导致一种临床表现，即"多因一果"。下面以老年跌倒和甲状腺功能减退症为例加以说明（表5-1）。

表5-1　老年综合征和传统医学综合征的区别

种类	致病因素（因）	临床表现（果）
老年综合征（GS）	感官障碍、中枢神经疾病、骨骼肌肉疾病、代谢障碍、各种急性疾病、精神疾患、多重用药、环境因素	老年跌倒
传统医学综合征（TMS）	甲状腺功能减退症	面色苍白、眼睑水肿、毛发脱落 神经精神症状：智力低下、反应迟钝、头晕，甚至木僵、昏睡 心血管系统：心动过缓、低血压、心脏扩大、心包积液 消化系统：厌食、腹胀、便秘，甚至麻痹性肠梗阻 内分泌系统：闭经、不孕、性欲减退 甲减危象：低体温、呼吸减慢、血压下降、昏迷、休克

老年综合征是老年医学的核心问题之一，常见的综合征有衰弱、肌少症、跌倒、视力及听力障碍、痴呆、老年帕金森综合征、谵妄、头晕、晕厥、抑郁、吞咽困难、营养不良、慢性疼痛、失眠、尿便失禁、多重用药等。老年综合征和不同程度的功能下降常被专科医生、患者及其家属误认为是"正常衰老"，未予诊治。这些老年问题可

以相互影响，形成恶性循环，引起患者功能和生活质量进行性下降，甚至致残或致死。例如，营养不良、肌少症、尿失禁与跌倒有关，跌倒后发生骨折，继而卧床，发生压疮、肺炎、抑郁等影响康复。这些老年问题如果能被及早筛查，及早干预，结局是可以改善的。如果老年综合征发生并造成一定的身心功能损害后才到医院就诊，大部分GS 治愈的可能性很小，因此在老年医学中，应遵循以下基本原则。

1. 高度重视

GS 的危害性较大，一旦发生，会严重影响老年人的日常生活能力，显著降低老年人的生活质量，一定要引起老年医学工作者的高度重视。

2. 加强宣教

加强老年医学科普知识的宣传和教育，提高老年人对 GS 的认知度，使老年人自觉采取一定的干预措施，可有效预防老年综合征的发生或降低其发生的危害性。

3. 注重评估

在临床工作中，对老年患者定期进行综合评估，尽可能发现其患病风险，进而制订科学、合理的健康干预计划，有效地降低 GS 的发生率、残疾率和死亡率。

4. 对症施治

对已经发生老年综合征的患者，除应对老年患者进行综合评估外，还应积极寻找致病因素，并有针对性地进行施治。

（宁晓暄）

第二节　衰　弱

衰弱（frailty）是指老年人生理储备下降导致机体易损性增加、抗应激能力减退的非特异性状态。其核心特点是多个生理系统的储备功能下降或多系统异常，包括神经肌肉、代谢及免疫系统等。衰弱不仅是躯体功能障碍，也可以是心理障碍。衰弱老人经历外界较小刺激即可导致一系列临床负性事件的发生。衰弱可以与失能及疾（共）病相关，但不等同于失能和疾病。衰弱老人可能无失能和/或共病，仅表现为疲劳、消瘦、沮丧，但是三者又关系密切、相互影响。衰弱和多病共存可预测失能，失能可作为衰弱和多病共存的危险因素，多病共存又可促使衰弱和失能进展。衰弱老人的致残率和死亡率均高于非衰弱老人。

目前，我国关于衰弱的流行病数据较少。美国的研究显示，社区老年人群中，65岁以上衰弱发生率为 7% ~12%，80 岁以上的高龄老人可达三分之一。女性衰弱的发生率高于男性（8%∶5%），黑色人种高于白色人种（13%∶6%）。如果不及时给予干预，衰弱将进展、恶化，给个人、家庭及社会带来巨大的负担。衰弱是可以防治的，早期识别衰弱，尽早进行干预，能够延缓甚至逆转病情，改善老年人的生活质量。

一、衰弱的发病机制及病理过程

目前衰弱的发病机制并不十分明确，多数认为衰弱是由多因素导致的，其中慢性

· 75 ·

炎症引起的炎性衰老在衰弱中发挥重要作用（图5-1）。慢性炎症能通过对肌肉骨骼系统、内分泌系统、心血管及血液系统病理生理的直接和间接影响，导致衰弱的发生。而引起慢性炎症的潜在危险因素包括遗传/表观遗传因素、代谢因素、环境和生活方式应激、急性疾病、慢性疾病等。

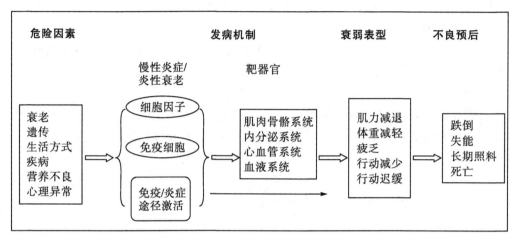

图5-1　衰弱的发病机制

（一）慢性炎症与炎性衰老

衰老进程中的一个主要特征是促炎症反应慢性进行性升高，这一现象称为"炎性衰老"。炎性衰老是一种低度的、无症状的、系统性的、慢性的炎症状态，是在多种因素的作用下，如持续的或低强度的刺激（如巨细胞病毒等长期慢性感染）、靶器官处于长期或过度反应，炎症无法从抗感染、组织损伤模式下转变为平衡稳定的状态，导致炎症反应的持续存在。在这一病理过程中，促炎症因子（IL-6、TNF-α等）作为分子介质通过氧化应激、细胞周期阻滞、细胞凋亡等途径诱导细胞衰老，进而引起局部组织及多个系统、器官的损伤，如中枢系统的炎性反应导致痴呆，炎症累及肌肉骨骼系统，将引起肌少症和骨质疏松；系统性炎症可以导致衰弱、动脉粥样硬化、心脑血管疾病和肿瘤的发生。除了促炎症反应的细胞因子升高，抑制炎症反应因子的减少在慢性炎症的衰老损伤中也发挥作用。Walston等研究发现，IL-10基因敲除小鼠显示了衰弱的表型。

（二）肌肉骨骼系统

由于虚弱和运动下降是衰弱的基本特点，因此肌少症是衰弱的主要病理生理改变。肌少症是一种在50岁以后快速出现的肌肉质量减轻、肌力下降的疾病。疾病可以加速这一过程，最终导致失能。年龄相关的改变可以引起肌少症，如运动神经元、Ⅰ型肌纤维、生长激素和性激素水平下降，躯体运动减少，肌肉萎缩，营养不良等。此外，慢性炎症也是引起肌少症的重要原因之一。

（三）内分泌系统

性激素和IGF-1（胰岛素样生长因子-1）是骨骼肌代谢所必需的。更年期后女性雌激素下降及老年男性睾酮水平降低均可导致肌肉质量减少和肌力下降。衰弱人群血中性激素硫酸脱氢异雄酮（DEAH）和 IGF－1（GH 信号靶点）水平显著低于健康老年人。夜间皮质醇、24 小时皮质醇平均值的降低及昼夜节律迟钝与衰弱呈正相关。营养不良和维生素 D 的缺乏与衰弱的发生密切相关。总之，GH－IGF－1 促生长轴异常、下丘脑－垂体－肾上腺轴和其他激素可能参与了衰弱的病理过程。

二、衰弱的临床特征、筛查与评估

（一）衰弱的临床特征

衰弱老人可有以下一种或几种临床表现。

（1）非特异性表现：疲劳、无法解释的体重下降和反复感染。

（2）跌倒：平衡功能及步态受损是衰弱的主要特征，也是跌倒的重要危险因素。衰弱状态下，即使轻微疾病也会导致肢体平衡功能受损，不足以维持步态完整性而跌倒。

（3）谵妄：衰弱老人多伴有脑功能下降，应激时可导致脑功能障碍加剧而出现谵妄。

（4）波动性失能：患者可出现功能状态变化较大，常表现为功能独立和需要人照顾交替出现。

（二）衰弱的筛查与评估

2019 年，国际衰弱和骨骼肌减少症研究会议（ICFSR）制定的国际临床实践指南中明确提出：所有年龄在 65 岁及以上的成年人应进行衰弱筛查，尤其最近 1 年内，非刻意节食情况下出现体重下降（≥5%）的人群需进行衰弱的筛查和评估。

目前推荐 3 种筛查方法，分别是 Fried 衰弱综合征诊断标准（表 5－2）、衰弱指数（frailty index，FI）和 FRAIL 量表（表 5－3）。其中，Fried 衰弱综合征诊断标准适用于医院和养老机构，在临床研究中也常应用；衰弱指数评估项目多，需要专业人员进行评估；FRAIL 量表较为简易，可能更适合进行快速临床评估。

1. Fried 衰弱综合征诊断标准

Fried 于 2001 年首先提出通过衰弱表型（frailty phenotype，FP）定义衰弱，制定了 5 条诊断标准（表 5－2）：①不明原因的体重减轻；②运动减慢（步速减慢）；③肌力减退（握力下降）；④躯体活动下降；⑤疲劳。符合 3 项以上，诊断为衰弱；符合 1~2 项，为衰弱前期；符合 0 项为非衰弱。Fried 衰弱评估把衰弱作为临床事件的前驱状态，可独立预测 3 年内跌倒、行走能力下降、日常生活能力受损情况、住院率及死亡，便于采取措施预防不良事件。这一标准主要从生理层面界定衰弱，目前临床上被广泛应用。

2. 衰弱指数

Rockwood K 等学者基于健康缺陷理论提出衰弱指数（FI）的评估方法。FI 指个体在某一个时点潜在的不健康测量指标占所有测量指标的比例。其选取的变量包括躯体、功能、心理及社会等多维健康变量。例如，老年人综合评估（CGA）包含约 60 项潜在的健康缺陷。在此情况下，无任何健康缺陷老年人的衰弱指数评分为 0/60=0。同理，假设患者有 24 项健康缺陷，其衰弱指数评分则为 24/60=0.4。通常认为，FI≥0.25 提示该老年人衰弱；FI＜0.12 为无衰弱老年人；FI 评分 0.12～0.25 为衰弱前期。FI 能更敏感地预测患者的预后，但是 FI 并不能用于鉴别衰弱与失能、共病，而且需评估的项目繁琐众多，耗时较长。因此，目前此方法在临床上未普遍使用。

表 5-2　Fried 衰弱综合征诊断标准

检测项目	男性	女性
体重下降	过去一年不明原因体重下降 >4.5 kg 或 >5.0% 体重	
行走时间(4.57 秒)	身高≤173 cm：≥7 秒 身高 >173 cm：≥6 秒	身高≤159 cm：≥7 秒 身高 >159 cm：≥6 秒
肌力减退(握力)	BMI≤24：≤29 kg BMI 24.1～26：≤30 kg BMI 26.1～28：≤31 kg BMI >28：≤32 kg	BMI≤23：≤17 kg BMI 23.1～26：≤17.3 kg BMI 26.1～29：≤18 kg BMI >29：≤21 kg
体力活动(MLTA)	<383 千卡/周(约散步 2.5 小时)	<270 千卡/周(约散步 2 小时)
疲乏	CES-D 的任一问题得分为 2～3 分。 您过去一周内，以下现象发生几次？ ①我感觉做每一件事都需要努力； ②我不能向前行走。 (0 分：<1 天；1 分：1～2 天；2 分：3～4 天；3 分：>4 天)	

注：BMI 为体重指数；MLTA 为明达休闲时间活动问卷；CES-D 为抑郁症流行病学研究中心；散步 60 分钟约消耗 150 千卡能量；具备 5 条中的 3 条及以上为衰弱综合征；满足 1 条或 2 条为衰弱前期；0 条为无衰弱。

3. FRAIL 量表

国际老年营养学会提出了 FRAIL 量表(表 5-3)，包括 5 项。①疲劳感；②阻力感：上一层楼梯即感困难；③自由活动下降：不能行走一个街区；④多种疾病共存：≥5 个；⑤体重减轻：1 年内体重下降 >5.0%。这种评估方法较为简易，更适合进行快速临床评估。

表 5-3　FRAIL 量表

项目	表现
疲劳	在过去 4 周内，大部分时间或所有时间你疲劳吗？
抗阻能力	能不能爬一层以上的楼梯(不用辅助工具及他人帮助)？
自由活动能力	能不能走一个街区(100 m)(不用辅助工具及他人帮助)？
所患疾病	是否患有 5 种以上疾病？
体重下降	过去 1 年体重下降是否超过了 5%？

标准：具备≥3 条可诊断为衰弱综合征；<3 条为衰弱前期；0 条为健康老人。

三、衰弱的管理和治疗

积极预防和治疗衰弱，尤其是进行衰弱早期或衰弱前期的干预，可有效逆转和阻止衰弱。即使对于重度衰弱，我们也要积极治疗，尽量减少其并发症，改善预后。目前，干预方式包括非药物治疗和药物治疗。非药物治疗方法有体育锻炼（抗阻力训练和有氧运动）、热量和蛋白质的营养支持、增加维生素 D 摄入以及减少多重用药，这些非药物疗法可有效延缓衰弱的进展。目前对衰弱的药物治疗仍处于探索阶段，缺乏足够的证据。

1. 抗阻力训练和有氧运动

至今为止，锻炼被证实是对衰弱最有效的干预方式。适当的有氧运动可以改善机体器官的功能，尤其是骨骼肌系统、内分泌系统、免疫系统、心血管系统。已有很多证据表明，衰弱老人进行抗阻力训练（如一周进行 3 次锻炼，每次 45～60 分钟）能够产生明显的积极效果，改善他们的运动能力，如步速提高、平衡能力增强、跌倒发生减少等。Singh 等报道，髋部骨折后的衰弱患者进行一年的抗阻力训练，可以显著降低再住院和入住长期照料机构的概率。

2. 营养支持

营养干预可以改善衰弱老人的营养不良和体重减轻，减少并发症。有研究显示，补充蛋白质可以增加肌容量，改善肌力。营养补充与抗阻力训练有协同作用。

3. 维生素 D 的补充

虽然还没有大规模的临床试验证实，单用维生素 D 可以治疗衰弱，但是已有足够证据表明，对于有维生素 D 缺乏的老年人，补充维生素 D 可减少跌倒和髋关节骨折的发生，降低死亡率，维生素 D 还能改善肌肉功能。

4. 减少多重用药

多重用药被认为可能是衰弱发生的原因之一。因此，减少不必要的药物既可以降低医疗费用，又能避免药物的副作用。老年人的临床用药可参考 Beers 标准和 STOPP/START 标准。

除了上述的非药物治疗外，医务工作者们还在不断探索药物治疗对衰弱的效果。①血管紧张素转换酶抑制剂（ACEI）：一些临床试验表明，即使没有心衰的患者，给予 ACEI 治疗能够阻止机体器官功能的减退和骨骼肌肌力的下降。另有一项随机对照临床试验，研究 65 岁以上老年人分别服用培哚普利和安慰剂，服药前及服药 20 周后分别进行 6 分钟步行试验，结果显示，服用培哚普利的老年人 6 分钟步行距离改善显著优于对照组。因此，ACEI 可能成为治疗衰弱很有前景的药物，但是其治疗的有效性和安全性还需进一步证实。②激素治疗：有专家尝试了一些激素治疗，如补充睾酮改善老年男性的肌肉力量、更年期后的妇女进行雌激素替代治疗以及生长激素等，但是由于激素的安全性使其应用受到限制。

衰弱的危险因素众多，发病机制不清，加之老年人常多病共存，使其治疗更为复杂。在积极进行非药物干预的同时，还要探索新的治疗手段，如抗炎药物及免疫调节剂、激素类药物及肾素－血管紧张素系统抑制剂等。对衰弱老年人尽早有效地干预和治疗，将会给患者本人、家庭和社会带来巨大的益处。

（宁晓暄）

第三节　肌少症

在人体正常生命进程的中后期，神经肌肉系统的结构和功能会发生不可避免的退行性变化，表现为增龄过程中发生的骨骼肌肌纤维的质量（包括体积和数量）下降、力量减低、肌耐力和代谢能力下降以及结缔组织和脂肪增多等改变。然而长期以来，肌肉功能下降引起的疲乏、衰弱和活动能力下降尚未得到足够认识，这种老年人中极其常见而又被极大忽视的骨骼肌容积下降和功能减退被称为骨骼肌减少症，简称肌少症。肌少症导致老年人日常生活所需的活动能力下降、跌倒风险增加，与老年人死亡率密切相关，甚至被认为是躯体衰弱（physical frailty）的核心。肌少症已经成为目前老年医学界关注的重点之一。

一、肌少症的定义和流行病学

（一）定义

骨骼肌减少症（sarcopenia）是由希腊文中 sarc（肌肉）和 penia（减少）构成。2011 年，国际肌少症工作组（the International Working Group on Sarcopenia，IWGS）将肌少症定义为"与增龄相关的骨骼肌容积和功能的下降"。并阐释为："这种骨骼肌丢失导致肌力下降、（肌肉）代谢率下降、有氧耐力下降，因此肌肉功能下降"。肌少症的原因是多方面的，包括老年期各种常见的情况，如慢性疾病、失用、内分泌功能改变、胰岛素抵抗和营养缺乏等。

（二）流行病学

由于肌少症在检测方法和诊断标准上的差异，因此不同研究提供的患病率不一。研究表明，30 岁以后，人的骨骼肌肌量平均每 10 年即下降 6%。Baumgartner 等采用双能 X 线吸收测量法测量四肢肌肉力量，将肌少症定义为肌肉量减少大于正常健康青年人肌肉量的 2 个标准差，对 883 名西班牙裔和白色人种进行研究显示，肌少症在 65 ~ 70 岁老年人患病率为 13% ~ 24%，80 岁以上 >50%，且男性患病率（75%）> 女性（45%）。另一项研究也采用双能 X 线吸收测量法，显示 60 ~ 69 岁男性患病率为 10%，女性为 8%；而 80 岁男性为 40%，女性为 18%。男性肌肉量下降高于女性。

二、肌少症的发病机制和病因

（一）肌少症的发病机制

肌少症病因多样，其病理生理机制涉及多方面的因素，目前尚不完全清楚。这和目前尚未建立有效的肌少症啮齿类动物模型有关。探明肌少症发生与发展的机制有助于其临床干预。随着探讨病因的研究不断深入，目前尚无明确的首要致病因素。源于组织学、生物化学和分子生物学的研究证实，激素水平变化、蛋白质合成与分解失衡、神经－肌肉功能衰退及运动单位重组、线粒体染色体损伤、自由基氧化损伤及骨骼肌的修复机制受损、细胞凋亡、钙稳态失衡、热量和蛋白质摄入改变等均与肌少症有关，这些均是衰老相关的多因素综合作用的结果。然而，其确切的发病机制尚待进一步研究。

(二)肌少症的病因

除了增龄导致的改变，多种原因都可以引起肌容积丢失。欧洲老年肌少症工作组(EWGSOP)将肌少症的病因分为原发性和继发性两大类(表5-4)。对多数老年人而言，肌少症的病因是多方面的，很难简单地归咎为某一个原发性或继发性病因。

表5-4　肌少症的病因分类

分类	病因
原发性肌少症	增龄相关的改变：性激素水平下降、线粒体功能减退、运动神经元丢失、卫星细胞的功能障碍
继发性肌少症	骨骼肌失用：少动的生活方式、制动、失重
	营养不良：食物能量或蛋白质不足、各种原因引起的厌食或吸收不良、氨基酸利用障碍
	内分泌状态改变：生长激素或胰岛素样生长因子－1缺乏、胰岛素抵抗、糖皮质激素增加及昼夜波动下降、甲状腺功能异常
	其他疾病相关：心、肺、肝、肾、脑进行性功能衰竭，炎症性疾病，恶性肿瘤

三、肌少症的临床表现、检测方法及诊断标准

(一)肌少症的临床表现

肌少症患者主要表现为肌力衰退，使老年人的活动能力降低，造成老年人行走、坐立、登高和举重物等日常动作完成困难，平衡能力下降，极易摔倒等。显而易见，这些症状并非肌少症特有的表现，各种疾病的急性期均可出现上述症状。慢性的其他器官功能严重障碍，比如心、肺、肝、肾功能不全或衰竭等可以通过其本身的病理生理机制和合并存在的肌少症导致上述症状。因此，当这些症状持续存在时，则可能是肌少症所导致的。

(二)肌容积的测定方法

CT和MR成像技术由于能够区分脂肪和非脂肪软组织，因此是肌容积测定的"金标准"方法。然而，这两种方法费用昂贵、检查开展的普遍性受限制以及CT全身扫描的放射性暴露问题，使它们不能成为临床肌容积检查的主流方法。

双能X线吸收测定法(DXA)同样能区分脂肪和非脂肪软组织，且因其X线放射性暴露微小，价格低，故成为"金标准"的最好替代方法。由于四肢骨骼肌占全身的比例大，且四肢的非脂肪软组织主要是肌肉，因此DXA的检查方法往往只计算四肢肌容

积，通常采用的指标是四肢肌容积指数(appendicular skeletal muscle index，ASMI)，即四肢肌容积(appendicular skeletal muscle mass，ASM)除以身高的平方，单位是 kg/m²。

另一个临床适用性高的测量设备是生物电阻抗法人体成分测量仪(bioimpedance analysis，BIA)。BIA 的方法以受试者测得的电阻、电抗等参数，用预先存储在设备内的公式计算得到全身的肌容积和脂肪、水分等其他身体成分。在严格的测量条件下进行的 BIA 与"金标准"MRI 有较高的一致性，且这种设备小巧、便携、测量费用低廉。用于衡量肌容积的指标是肌容积指数(skeletal muscle index，SMI)，即全身肌容积/身高的平方，单位是 kg/m²。

其他的肌容积测定方法(如非脂肪组织钾含量测定法)并不常用，目前看来也不会成为主流的方法。简单的人体测量如上臂中段围等估计肌容积的办法准确性很差，不推荐使用。

(三)肌少症的诊断标准

肌容积的指标应用较多的是以老年人四肢骨骼肌重量(kg)与身高(m)的平方的比值低于相应族群年轻人平均值的两个标准差以上作为肌容积下降的判定标准。然而近期的研究发现，男性和女性的身体成分差别、不同种族的年轻参照人群的特点，使kg/m²可能并不是适合所有人群的肌容积指标，亚洲人群这一问题尤其突出。因此，这仍然是目前讨论的热点。

肌肉功能下降的理想测定试验及标准应该是测定方法简便易行、稳定性好，更为重要的是能够对不良结局有预测作用，或能够提示最佳的干预时机。最常用的肌肉功能测试试验是握力和常速步行速度测试。等长伸/屈膝力矩、简易躯体功能量表(SPPB)、计时的起立行走试验(timed up and go，TUG)、登梯试验(stair climbing power test)等是研究和临床常用的肌肉功能测试方法，不同种族人体肌肉功能测试的适当诊断标准是研究的重点。

在各大机构提出的诊断标准中，EWGSOP 的诊断标准可行性较好，且较常用(表5-5)。同时，EWGSOP 将肌少症按严重程度分为三个阶段：肌少症前期(仅有肌容积下降，无肌力和活动能力下降)、肌少症(肌容积下降伴肌力或活动能力下降)和严重肌少症(肌容积下降伴肌力及活动能力下降)。

表5-5 EWGSOP 的肌少症诊断标准

项目	诊断条件	说明
必备条件	肌容积下降	低于同种族、同性别健康年轻成年人平均值 2 个标准差
二者之一	肌力下降	如握力
	身体活动能力下降	如步行速度低于 0.8 m/s

四、肌少症的预防及治疗

针对肌少症本身的大样本预防或治疗研究还非常稀少。然而，许多研究将衰老相关的身体活动能力下降作为研究终点，实际已经间接地进行了肌少症治疗或预防措施的研究。这些研究涉及的治疗方案包括运动训练、营养治疗和药物治疗三个方面。

（一）运动治疗

有证据表明，体力活动少的老年人更可能存在低的骨骼肌肉质量和骨骼肌力量，肌少症风险较高。运动训练能够改善老年人的身体活动能力，减少跌倒并提高肌容积。常用于老年人的运动训练有抗阻力训练、平衡训练、有氧运动、步行训练以及一些专为老年人设计的舞蹈、体操等方案。震动治疗和水中运动在老年人中也有尝试。

抗阻力训练是专门针对提高肌力而进行的训练。其原理是在训练时给予训练肌肉一定的阻力负荷以提高肌肉力量。因此，抗阻力训练是研究最多的改善肌力的运动方案。有两篇系统评价显示，在老年人中进行抗阻力训练能够改善肌肉力量。其中一篇Cochrane系统评价显示，抗阻力训练能改善各种测试方法所反映的老年人身体活动能力。另一篇Meta分析显示，抗阻训练能显著提高老年人的肌容积。一篇系统评价显示，抗阻力训练对身体活动能力的重要方面——平衡功能的改善尚没有一致性结论，这些研究异质性过大，无法进行Meta分析。虽然上述结论使抗阻力训练看起来似乎是肌少症满意的解决方法，但这些研究中不良反应被严重忽略。抗阻力训练最适合老年人的方案还需要高质量的研究论证，综合运动训练可能是更好的办法。

有氧训练对老年人的身体活动能力的作用尚未被充分研究，对肌少症的改善尚无明确证据。但在一些研究中提示，有氧运动可改善心、肺功能，可能是治疗肌少症的有效方法。

在老年人中进行的针对平衡功能的运动训练部分至少在短期内能够改善平衡功能。多项包括抗阻力训练、有氧运动、平衡训练在内的综合运动训练显示，其对老年人的体能测试成绩和跌倒风险有显著改善。一项小样本的随机对照试验显示，25周的综合运动训练阻止了肌容积的下降和延缓了肌肉组织中的脂肪浸润。

运动治疗的困难在于持续的运动训练往往依从性较差。一些健康因素，如严重器官功能不全等，也限制了运动治疗的实施。运动治疗的安全性也是实施中的重要问题。

（二）营养治疗

许多老年人蛋白质摄入不足，导致机体非脂肪组织消耗。国际上推荐每日每千克体重摄入0.8 g蛋白质，但约40%年龄>70岁的老年人尚未达到这一目标。老年人蛋白质摄入不足，将导致肌肉质量和力量明显下降。

多种激素和营养素涉及骨骼肌的生长和功能维持，然而用于肌少症的治疗尚证据不足。

1. 睾酮

睾酮可增加肌肉质量和肌肉蛋白质合成代谢。雄激素水平降低可导致肌肉质量、肌肉力量和骨密度降低，并增加跌倒风险。

2. 雌激素

雌激素替代治疗可能减缓肌肉丢失，但是益处微弱，反而有增加乳腺癌的风险，故不推荐用于肌少症。

3. 生长激素

生长激素（GH）在产生生理作用过程中必需一种活性蛋白多肽物质——IGF-1（胰岛素样生长因子-1，也被称作"促生长因子"，是由肝细胞、肾细胞、脾细胞等十几种细胞分泌的产物）。IGF-1可增加肌卫星细胞，刺激蛋白质合成，提高肌肉容积。随着增龄，GH和IGF-1分泌下降，且GH脉冲释放也显著降低。近年来，GH用于改善肌肉力量、肌肉功能、机体功能的研究数据不断增加，但证据仅支持GH替代治疗限于GH低分泌的患者。对非GH缺乏的老年人，GH治疗对肌力和肌容积的作用没有一致的结论。外源性GH尚不能很好模拟内源性GH脉冲分泌。GH治疗的不良反应包括液体潴留、男性乳房发育和直立性低血压。目前尚没有足够证据支持GH用于老年人肌少症的治疗。

4. 维生素D

人体内维生素D含量随增龄而下降，老年人维生素D水平仅为成年人的1/4。维生素D缺乏导致近端肌肉无力、起立及上下楼梯困难、轴向平衡障碍。维生素D替代治疗安全性问题包括肾结石和高钙血症。在推荐维生素D替代治疗老年肌少症前，尚需要更多、更长随访期的大型随机对照试验。

（三）药物治疗

目前尚没有针对肌少症的药物治疗，受到关注的药物有如下几种。

1. 血管紧张素转化酶抑制剂（ACEI）

目前认为，ACEI可能通过许多不同机制对骨骼肌有益。ACEI对骨骼肌肌肉功能的改善机制包括增加Ⅱ型肌纤维、促进内皮细胞增生、增加骨骼肌血流量、提高胰岛素敏感性、增强线粒体功能、减少炎症因子IL-6和TNF-α以及提高交感神经功能等。

2. 肌酸

肌酸在蛋白质及细胞新陈代谢中起着重要作用。据推测，肌酸可增加肌细胞生成素和生肌调节因子-4的表达，从而增加肌肉质量和肌肉力量。肌酸可提高肌肉的磷酸肌酸水平，从而减少肌肉松弛时间。

3. 肌肉生长抑制蛋白

肌肉生长抑制蛋白是一种生长因子的天然抑制剂，存在于骨骼肌细胞中，对骨骼肌功能具有负性调节作用，并可抑制肌卫星细胞增殖。肌肉生长抑制蛋白基因多态性与肌肉质量、肌肉力量及机体功能有关。阻断其通路的药物可能会增加肌肉质量，并可能在肌肉减少疾病中起到至关重要的作用。

（宁晓暄）

第四节 营养不良

一、基本概念

欧洲肠外与肠内营养学会（European Society for Clinical Nutrition and Metabolism，ESPEN）对营养不良（malnutrition）的定义：营养不良是因为营养摄取或吸收缺乏导致身体成分发生改变，身体和精神功能减退，使疾病的临床结局受到影响。ESPEN主要考虑的是临床上存在的显著营养不足问题，实际上营养不良的定义还应该包括临床上的严重体重超重。

通俗地说，营养不良又称营养失调，主要是因摄入不足、吸收不良或过度损耗营养素所造成的一种或一种以上营养素的缺乏或不足，除了营养不足外，还包括由于过度摄入特定的营养素而造成的营养过剩，如身体超重、肥胖等。

老年人是特别易患营养不良的群体，尤其当他们患有慢性的精神或生理疾病时。目前通常所说的营养不良指蛋白质–能量营养不良，是最常见的营养问题，它伴随着老年人罹患的各种急慢性疾病。微量营养素缺乏也是比较常见的营养问题。

二、流行病学资料

老年营养不良是常见的老年综合征之一。老年营养不良发生率很高，据欧洲Seneca调查显示，10%～38%的老年门诊患者、5%～12%的居家老人、26%～65%的老年住院患者以及5%～85%的养老机构中的老人存在严重的蛋白质–能量营养不良。

老年人营养健康成为一大公共卫生问题。数据显示，我国60岁以上老年人体重低下的比例占17.6%，贫血患病率为25.6%，都高于一般成年人。老年人的营养状况不容乐观。

三、预后

营养不良不仅引起体重减轻和身体成分改变，而且会损害机体生理功能，导致并发症的危险性增加，预后变差。老年患者营养不良的发生率相当高，有一部分患者常有恶病质现象，表现为厌食、进行性体重下降、贫血、低蛋白血症等。这将直接影响整个治疗过程，不利于原发病的治疗，且会降低患者的生活质量，甚至影响预后。

营养不良的后果包括进行性的生理、精神和社会障碍，以及容易发生疾病和不良结局。营养不良可能导致并发症发生率和医疗费用增加、住院时间延长、疾病恢复缓慢等。

四、危险因素

（1）消化系统功能衰退是老年人营养不良的主要原因，如牙质过敏、牙周炎、牙根松动及脱落都影响咀嚼能力，而且老年人味觉、嗅觉灵敏度降低，这些都会影响进食及食物的消化。胃肠功能衰退、吸收功能障碍也会影响营养素的吸收和利用。

（2）精神不振、抑郁是导致老年人营养不良的又一重要原因。老年人常因退休产生失落感，或因独居、丧偶、孤独、情绪低落，或因儿女不孝等不称心事件抑郁、悲伤，导致食欲下降、食物摄入减少、身体及社会功能降低，其结果也会造成营养不良。

（3）老年人会存在不同程度和不同类别的慢性病，疾病和治疗本身可造成老年患者机体分解代谢增强，无法正常进食，加重原有的营养不良程度。同时，老年人常见慢性病又需要限制某些营养物质的摄取。

（4）残障、失能、行动不便会影响营养素的摄取。老年人失去自行购买或加工食物的能力，也会导致无法获得所需要的营养。

（5）长期使用药物会影响营养素的吸收。老年人通常因多种慢性病而服用较多的药物，长期服药会影响食欲及多种营养素的吸收。

（6）活动少也是影响进食量的一个因素，部分老年人不爱活动或活动能力下降，或退休后活动减少，消耗不多，故每餐进食量也大为减少，导致多种营养素摄入不足。

五、临床表现

老年人营养不良是老年综合征之一，涉及机体各个器官及系统，临床表现主要有精神萎靡、表情淡漠、全身乏力、反复感冒、逐渐消瘦等症状。

1. 体重下降和逐渐消瘦

以体重和身高作为参数计算出的体重指数（BMI）平衡了个人的身高差异，能够很好地反映个体营养状况。

2. 肌肉力量减弱

老年人自觉乏力感是另一项老年人营养不良的常见临床表现。

3. 活动能力下降

老年人活动耐量、活动范围下降，精神萎靡、皮疹、感觉减退、皮肤干燥等都是营养不良的隐匿表现。

4. 特殊表现

老年人微量营养素缺乏可引起特殊表现。例如：眼睛干涩、经常看不清东西、皮肤干燥脱屑，表明体内缺乏维生素A；鼻子两边发红、常脱皮、指甲上出现白点，说明体内缺锌；牙龈出血，说明缺乏维生素C；口角发红、唇部干裂、脱皮，说明缺乏B族维生素和维生素C；指甲缺乏光泽、变薄、脆而易断，头发干燥易断、脱发或拔发时无痛感，说明体内缺乏蛋白质、必需脂肪酸、微量元素铁和锌。

六、快速筛查

目前已经开发了各种不同的营养筛查工具，通常包括对实际体重、近期非自主性体重丢失和食物摄入情况简单问卷。另外，还会测量身高、体重，计算BMI。

营养风险筛查2002（nutritional risk screening，NSR 2002）是ESPEN于2002年推荐使用的工具。NSR2002是国际上第一个采用循证医学方法开发的为住院患者进行营养风险筛查的工具。

对于社区或者医院的老年患者，微型营养评定（mini - nutritional assessment，MNA）或者它的简版 MNA - SF 比较适用。MNA 既是筛查工具，也是评估工具，还可用于预测健康结局、社会功能、病死率、就诊次数和住院费用等。

DETERMINE 列表用于提升公众对营养与老年健康相关性的认识程度，这一自填量表包含 10 个项目，用于探寻潜在的风险，而不是诊断营养不良。

七、评估

营养评估是一个非常具体且耗时的过程，由具有临床营养经验的医务人员（如营养师、营养护士或者专科医生）对那些营养筛查有风险的患者进行评价。根据营养评价，将进一步提出更具体的建议，包括持续监测和合适的干预，主要包括以下内容。

（1）临床检查主要通过病史采集和体格检查来发现是否存在营养不良。病史采集包括膳食史、疾病史、用药史、精神史及生理功能史等。体格检查通过细致的检查，可以及时发现营养不良表现并判定其程度。除与疾病相关的临床检查外，还应注意有无牙齿松动或脱落、口腔炎、舌炎、皮肤黏膜和毛发的改变、水肿、腹水、恶病质、伤口愈合情况等。

（2）人体测量是应用最广泛的方法，通过无创性检查了解机体的脂肪、肌肉储备情况，用于判断营养不良、监测治疗及提示预后。其指标包括身高、体重、皮褶厚度、臂围等。

（3）生化及实验室检查可以测定蛋白质、脂肪、维生素及微量元素的营养状况和免疫功能。正确选择相应的生化判定方法，可以尽早发现人体营养储备低下的状况。

（4）人体组成测定是较常见的营养评价方法，临床上常用的有生物电阻抗分析法、双能 X 线吸收法、同位素稀释法和中子活化法，是临床上老年人营养评价较好的测定指标。

（5）现在临床上大多提倡实施营养评价时应采用综合性营养评价指标，以提高敏感性和特异性。微型营养评定 MNA 被认为是较理想的一种评价老年人营养状况的简单快速方法。

八、治疗——营养支持

1. 原则

（1）尽早纠正低血容量以及酸中毒、低钠、低钾等水、电解质及酸碱平衡紊乱。

（2）根据年龄、BMI、是否禁食、原发病及同一疾病的不同病程、引流量和是否伴随心、肺、肾疾病，选择合适的营养支持途径、适量的热量和营养物质，制订个体化营养支持方案。

（3）首选肠内营养，有利于维持肠道功能，实施方便，并发症少，易于长期应用，若不能耐受或无法进行时才选用肠外营养。

（4）纠正老年人的营养不良不能操之过急，尤其是严重营养不良时，先补给所需营养的半量，再逐步增至全量。

（5）在纠正营养不良的同时，积极治疗原发疾病，才能更好地纠正营养不良。

2. 老年患者不需要营养支持的情况

（1）不可治愈、临终患者，不可逆转的昏迷患者，以及生前预嘱放弃使用营养支持的患者。

（2）需急诊手术的患者术前暂不实施营养支持。

3. 老年人营养支持要点

（1）由于老年人个体差异较大，食物选择需个体化，因此一般建议：①适当摄入水、纤维、钙、维生素 D 和维生素 B_{12}。②减少胆固醇、饱和脂肪酸、反式脂肪酸的摄入。③碳水化合物应占总热量的 45% ~ 65%，脂肪占总热量的 20% ~ 35%。④蛋白质摄入 0.8 g/(kg·d)，占每日总热量的 10% ~ 35%。在应激和创伤的情况下，蛋白质增至 1.5 g/(kg·d)，但患有肝肾疾病的患者要依据病情调整蛋白质摄入量。⑤ >60 岁的男性摄入纤维量 >30 g/d，女性 >21 g/d。

（2）老年人脱水并不少见，衰老过程中常伴随口渴感减退，摄水量减少，使血浆黏稠度增加，尿液浓缩，最后导致脱水。老年人需要保证 30 mL/(kg·d) 或 1 mL/(kcal·d) 的摄水量。需要警惕的是，老年人对液体负荷量过多的耐受性下降，在纠正脱水的同时，应注意监测患者的出入量，注意观察有无水负荷过多的表现。

（3）肠内营养途径：饮食应尽可能口服，并选择适合老年人口味、浓度高的流质饮食。若口服饮食不及需要量的 50%，需给予管饲饮食。管饲时首选鼻饲，应采用匀速滴入的方法，从低浓度、低剂量开始，逐渐增加。病情重且需营养支持较久时，可考虑造口术，包括内镜辅助下的胃/空肠造口术（percutaneous endoscopic gastrostomy/with jejunal extension tube，PEG/PEG‐J），或开腹做胃或空肠造口术。

（4）肠内营养剂的选择：依据老年人的特点，多选用平衡饮食，富含蛋白质、糖和少量脂肪以及易于消化吸收的含纤维饮食。

（5）肠外营养支持：老年人常需限制液体摄入量，往往需要输入高渗性液体。由于外周血管条件较差，应考虑合适的静脉通路，如外周中心静脉置管（peripherally inserted central catheter，PICC）或深静脉插管，但应注意可能发生的血栓、导管相关感染等并发症。

（6）肠外营养液应配制成混合营养液输入，从低热量开始，可按 25 kcal/(kg·d)，糖∶脂 = 2∶1，氮 0.16 g/(kcal·d) 给予，同时供给足量的维生素（包括水溶性和脂溶性）、电解质及微量元素。

（7）患有慢性疾病、长期服药的患者，应考虑营养与药物的相互作用关系。

（8）无论是口服营养饮食、管饲营养还是肠外营养，均应随着需求量的改变而改变。

（9）预防胜于治疗：①合理膳食是预防老年营养不良的最好方法。食物要松软、易于消化吸收，并应合理安排饮食，提高生活质量，重视预防营养不良和贫血。②老年人选择食物要粗细搭配，烹调方法以蒸、煮、炖、炒为主，避免进食油腻、腌制、煎、烤、炸食物。③老年人食欲减退，能量摄入降低，必要营养素摄入也相应减少，更使老年人健康和营养状况恶化，因此合理安排老年人的饮食就显得非常重要。④对于老年人群，要注意预防营养不足的发生，首先需要保证充足的食物摄入，提高膳食质量，增加营养丰富、容易消化吸收的食物。其次，可以增加老年人的进餐次数，少量多餐。此外，适当使用营养素补充剂，尤其是矿物质和维生素。最后，及时治疗老年人基础疾病以及控制危险因素，并定期监测营养情况。⑤老年人应该适当多做户外活动，在增加身体活动量、维持健康体重的同时，还可接受充足的阳光照射，有利于体内维生素 D 的合成，预防或推迟骨质疏松症的发生。

九、管理流程

（一）个人和家庭管理方案

对于在家庭中或社区中的老年人应该采用营养筛查工具进行自我评估，如结果为具有营养不良风险或营养不良的老年人，建议其到医院就诊，接受营养师的专业评估与指导。

（二）社区管理方案

（1）对社区 65 岁以上的老年人进行营养状况筛查评估，掌握有营养不良风险人群的基本信息。此后，定期每月或每季度进行一次营养筛查。

（2）定期在社区进行有针对性的营养知识健康教育，提高公众对营养不良的预防意识。

（3）关注社区周边便民措施，督促社区政府完善社区周边配套便民设施建设，方便老年人自行购买食物，不能自行制备食物的老年人有点餐或送餐的便利服务。

（4）对有营养不良风险或营养不良的人，建议其到医院就诊，进行全面的营养状况评估，请营养专家为其进行营养干预和制订营养改善计划，并定期进行追踪管理。

（三）养老院或医院管理方案

（1）对于在养老院或医院的老年人，应该在入院前做营养状况筛查，此后每周应用快速筛查工具进行一次营养筛查，对于筛查中发现的有营养不良风险的人要制订营养干预计划。

（2）医院还应该根据疾病种类（如糖尿病、肾病、肿瘤等）进行专项管理，定期对这类老年人进行培训；对容易罹患营养不良的患者（如管饲患者、吞咽功能障碍的患者等）进行专项管理，定期对其进行干预。

（3）对有营养不良风险的人进行入院指导，全面评估，营养干预；对于代谢状况或生理功能异常导致不能用常规方法治疗的患者，应该请营养专家会诊，为其进行详尽的营养评估，并制订营养支持方案。出院时，要进行专业建议及指导，完成对个人、家庭成员的培训，并进行跟踪管理。

（李宏增）

第五节　跌　倒

跌倒是最常见的老年综合征。跌倒是指意外摔伤或滑坐在平地上或低处，不伴有意识丧失，并除外由严重的身体疾患（如癫痫、卒中或晕厥）或非常环境所致的摔倒。老年人跌倒不仅是老年人的一种突发事件，而且是一种健康问题并发症或疾病。它是机体功能下降和机体老化过程的反映，是一些急、慢性疾病的非特异性表现，是"衰老"造成意外伤害和导致老年人致残或致死的主要原因。

世界卫生组织（WHO）认为跌倒是老年人慢性致残的第三大原因，每年大约有30%的65岁以上的老年人发生过跌倒，有15%的65岁以上的老年人发生2次以上，并伴有骨折、软组织损伤和脑部伤害等，不但影响患者身心健康和生活自理能力，增加家庭的痛苦和负担，而且会成为医疗纠纷的隐患，以及医患关系不和谐的因素。

一、跌倒的发病原因

1. 生理因素

老年人衰老首先表现在肌力和平衡能力的降低使身体失去平衡，容易造成跌倒，这与维持平衡的前庭功能、视觉功能和本体觉功能下降密切相关，同时肌肉力量和耐力的下降直接影响下肢的反应能力和协调能力，增加了跌倒的发生率和危险性。

2. 心理因素

（1）跌倒恐惧症：发生过跌倒，为此而约束自己的行动。

（2）精神状态差：疾病痛苦、过大经济负担、睡眠干扰、沮丧、抑郁、焦虑、情绪不佳以及由此导致与社会的隔离均会增加老年人跌倒的危险性。

3. 环境因素

跌倒发生的环境因素包括危险无序的周围环境和老年人对环境较差的适应性。老年人跌倒有50%与外周环境密切相关。

4. 行为因素

老年人日常生活活动能力（ADL）下降，身体锻炼与活动过少或过劳，行走过快，着装不当，鞋子不适等，都可诱发跌倒。

5. 人口因素和健康教育

高龄老年人口增加已成为老年人跌倒发生率增加的又一原因，对高危人群及其家属进行防跌倒教育，加强公共卫生环境的管理，是预防跌倒的有效措施。

6. 药物因素

药物因素主要包括抗精神抑郁药、抗癫痫药物、抗胆碱能药物、安眠药、心血管药物、降糖药、利尿剂、肌松药等。药物过量或复方用药（≥4种药物）：老年人往往患有多种疾病，容易造成多重用药或用药过量。服用的药物种类越多，越容易发生跌倒。

7. 疾病因素

（1）神经系统疾病：如休克、帕金森综合征、姿势和运动障碍、前庭性疾病、痴呆症、谵妄症、小脑病变、脑血管意外、外周神经病变。

（2）骨骼系统疾病：如骨关节炎、关节畸形、脊柱畸形、风湿病、骨质疏松症。

（3）感觉障碍：如视力损害（白内障、青光眼、黄斑变性）、听力损害、外周神经病。

（4）心血管疾病：如直立性低血压、窦房结功能障碍、心律失常、椎动脉供血不足。

（5）血液及代谢疾病：如贫血、糖尿病、低氧血症、电解质紊乱、脱水症。

（6）精神性疾病：如抑郁症、睡眠紊乱、谵妄等。

（7）慢性疾病：如慢性肺病、慢性肝病等。

（8）其他因素：如维生素 D 受体多样性、急性发作疾病、新住院患者等。

二、跌倒的评估

1. 病史采集

接诊医生应该对所有老年人询问跌倒病史。询问要点包括：①走路和平衡有无困难；②近 1 年来是否发生过跌倒，跌倒几次。如有跌倒，应询问：①跌倒发生的地点，必要时进行家访；②跌倒发生时在做什么；③是否有意识丧失和大小便失禁。如有意识丧失，要进一步进行心脏或神经系统检查。

2. 老年综合评估

评估认知功能、药物核查和日常活动能力（ADL）有助于发现潜在问题。

3. 查体

查体应关注病史所提示的可能危险因素。

（1）意识状态、体温、3 分钟卧立位血压变化、心脏查体、血管杂音、神经系统检查、关节活动度和足底检查。

（2）平衡和运动功能：具体如下。①平衡：双足并拢，闭眼站立，正常 > 10 秒。②肌力、平衡和步态：起立 - 行走试验。

4. 辅助检查

血红蛋白、血尿素氮、肌酐、血糖有助于排除贫血、脱水、低血糖等引起的跌倒。

5. 跌倒风险评估

半年内跌倒 ≥2 次，患有痴呆、帕金森病、衰弱、多重用药、ADL 评估差，住院、住护理院的老年患者均属于跌倒高风险对象，应该高度警惕，记录在案。

三、跌倒的预防

1. 筛查

应该每年对老年人进行 1 次跌倒风险评估，对高风险患者要每半年评估 1 次。

2. 社区老年人跌倒的预防

经常参加体育锻炼（打太极拳、行走），维持肌肉力量和平衡；居家环境改造，保证安全；定期到医疗机构检查（跌倒筛查或老年综合评估）。

3. 针对性干预措施

对跌倒高风险的老年人，需要根据其跌倒相关的危险因素采取有针对性的干预措施，常用的干预措施如下。

（1）减少危险用药，尽可能替换苯二氮䓬类安眠药，如不能替换，要对患者进行教育和警示，建议床旁排尿。

（2）制订个体化的锻炼方案。

（3）治疗视力问题、直立性低血压，补充钙和维生素 D。

（4）处理足和鞋的问题。

（5）配置相应的辅助器械，如助步器、眼镜等。

（李宏增）

第六节　眩　晕

一、眩晕的概念和病因分类

头晕（眩晕）是门（急）诊患者最常见的主诉。由于眩晕的发生涉及神经科、耳鼻喉科和内科等众多领域，有些病理生理等基础问题至今仍未能明确，部分眩晕的病因在理论上尚难明确，因此给临床实践带来困难。

头晕（dizziness）的概念可分为下列四类情况：头昏（lightheadedness）、眩晕（vertigo）、晕厥前状态（presyncope）、失衡（disequilibrium）。这些症状发生在患者意识清醒之下，在意识丧失时发生的晕厥、癫痫等疾病是不包括在内的。

1. 失衡

患者有走路不稳，感觉有"踩棉花感"，常于站立和行走时出现，是平衡障碍，多由神经系统疾病引起，常见于深感觉障碍、周围神经疾病、共济失调、视觉障碍、神经变性性疾病、双侧前庭病变等。

2. 晕厥前状态

患者感到眼前发黑、站立不稳、要摔倒的感觉，可伴有出冷汗、心悸，多由心血管疾病引起，常见于低血压、严重心律失常、低血糖、贫血等。

3. 头昏

患者感到非特异性头重脚轻，主诉为头昏或头沉，常见于精神因素、急性前庭疾病恢复期、内科疾病或药物相关问题。具有上述症状的患者都可以头晕（眩晕）为主诉，却可能具有不同的病因。

4. 眩晕

眩晕指的是自身或环境的旋转、摆动感，是一种运动幻觉，患者睁眼时感到天旋地转，闭目可好转，常伴恶心及呕吐，是三维空间的视空间障碍，常见于外周前庭疾病，如良性阵发性位置性眩晕、前庭神经炎、梅尼埃病。

根据疾病发生的部位，眩晕往往分为周围性和中枢性眩晕，前者的发生率更高。

二、流行病学

普通人群中有约 30% 的人有过中、重度的头晕症状，其中 25% 为眩晕。头晕（眩晕）是 65 岁以上人群就诊的主要原因，是仅次于头痛和发热就医的第三位原因。眩晕的主要病因为前庭周围性疾病，占 70% ~ 80%，其中良性阵发性位置性眩晕约占 50%，前庭神经炎占 15% ~ 25%，梅尼埃病占 5% ~ 10%，上述 3 种疾病是前庭周围性眩晕的主要病因。前庭中枢性疾病占眩晕病因的 20% ~ 30%，病种较多，以前庭性偏头痛较多，其他每一种疾病所占的比例较少，其中包括血管性、神经系统退行性及变性性疾病，以及脱髓鞘、肿瘤、感染、外伤等。

三、眩晕的发病机制

人体平衡与定向功能有赖于视觉、本体觉及前庭系统（合称"平衡三联"）的协同作用来完成，以前庭系统对躯体功能位平衡的维持最为重要。

当病变刺激或损害一侧前庭时，由于左、右两侧正常的前庭平衡系统被打破，严重的前庭失衡导致迅即出现眩晕。若起病急骤，自身的前庭代偿功能来不及建立，则患者眩晕重，视物旋转感明显，稍后由于自身调节性的前庭功能代偿，患者眩晕逐渐消失，故绝大多数前庭周围性眩晕呈短暂发作性病程。若双侧前庭功能同时损害，如耳毒性药物所致前庭病变，两侧前庭动作电位的释放在低于正常水平下基本维持平衡，故通常不产生眩晕，仅主要表现为躯干平衡不稳和摆动幻觉；由于前庭不能自身调节代偿，症状持续较久，恢复慢。缓慢进展的单侧前庭损害，如听神经瘤，通常也可不产生眩晕，系双侧的前庭功能不平衡形成缓慢，同时有中枢神经系统进行功能代偿。前庭及耳蜗的血液供应来自内听动脉，该动脉有两个分支，大的耳蜗支供应耳蜗和前庭迷路的下半部分，小的前庭前动脉支供应前庭迷路的上半部分，包括水平半规管和椭圆囊，两支血管在下前庭迷路水平有吻合，但在前庭迷路的上半部则无吻合；此外，从耳囊到膜迷路并无侧支循环。因此，由于前庭前动脉的血管径较小，又缺乏侧支循环，因此前庭迷路上半部分选择性地对缺血更敏感。所以颅内血管即使是微小的改变（如狭窄或闭塞）或血压下降，均可因影响前庭系统的功能而出现眩晕。

四、常见眩晕的病因及诊疗要点

脑干、小脑神经核以及核上性病变所造成的眩晕，称为中枢性眩晕，反之则称为周围性眩晕。

（一）中枢性眩晕

中枢性眩晕多伴有其他神经系统损害的症状，查体时可见神经系统局灶性损害的体征；大部分中枢性眩晕的病灶位于后颅窝。

1. 后循环缺血

后循环缺血（posterior circulation ischemia，PCI）就是指后循环的 TIA 和脑梗死。PCI

的主要病因是动脉粥样硬化,而颈椎骨质增生仅是罕见的情况。PCI 最主要的机制是栓塞。虽然头晕/眩晕是 PCI 的常见症状,但头晕/眩晕的常见病因却并不是 PCI。

(1)后循环缺血的主要临床表现具体如下。①PCI 的常见症状:如头晕/眩晕、肢体/头面部麻木、肢体无力、头痛、呕吐、复视、短暂意识丧失、视觉障碍、步态不稳或跌倒。绝大多数的 PCI 呈现为多种重叠的临床表现,极少只表现为单一的症状或体征。单纯的头晕/眩晕、晕厥、跌倒发作和短暂意识丧失等很少由 PCI 所致。②PCI 的常见体征:如眼球运动障碍、肢体瘫痪、感觉异常、步态/肢体共济失调、构音/吞咽障碍、视野缺损、声嘶、Horner 综合征等。出现一侧脑神经损害和另一侧运动感觉损害的交叉表现是 PCI 的特征表现。

(2)后循环缺血的评估和诊断:详细的病史、体格检查和神经系统检查是诊断的基础。要仔细了解病史,特别是症状的发生形式、持续时间、伴随症状、演变过程及可能的诱发因素;要注意了解各种血管性危险因素;要注重对脑神经(视觉、眼球运动、面部感觉、听觉、前庭功能)和共济运动的检查。对所有疑为 PCI 的患者应进行神经影像学检查,主要是 MRI 检查。DWI 对急性病变最有诊断价值。应积极开展各种血管检查,数字减影血管造影、CT 血管造影、MRI 血管造影和血管多普勒超声检查等有助于发现和明确颅内外大血管病变。多种心脏检查有助于明确来自心脏或主动脉弓的栓塞。颈椎的影像学检查不是首选或重要检查。

(3)后循环缺血急性期治疗:对 PCI 的急性期处置应积极开展卒中单元的组织化治疗模式。对起病 4.5 小时内的合适患者可以开展静脉 rt-PA 溶栓治疗。有条件者行动脉溶栓治疗,治疗时间窗可适当放宽。对所有不适合溶栓治疗且无禁忌证者,应予以阿司匹林 100~300 mg/d 治疗。其他治疗措施可参考国内外相关的治疗指南。

2. 后循环出血

后循环出血主要是小脑或脑干出血,轻症表现为突发性头晕或眩晕,体检可见小脑性共济失调,大量出血的恢复期可出现头晕;需颅脑 CT 等影像学确诊。治疗可参照脑出血诊治指南,内科对症治疗为本,必要时需行外科手术。

3. 肿瘤

肿瘤往往是亚急性或慢性起病,出现典型症状和体征时影像学多能明确诊断,治疗主要依靠外科手术。

(1)小脑或脑干肿瘤:常见头晕发作,可见小脑性共济失调、脑神经或交叉性锥体损害,有时可合并眩晕或头晕发作。

(2)桥小脑角肿瘤:常见头晕发作,可见小脑性共济失调、病侧面部感觉障碍和展神经麻痹、面瘫等体征。病理上常见为听神经瘤、脑膜瘤和胆脂瘤。

4. 脑干或小脑感染

脑干或小脑感染多为急性起病,伴有发热等全身炎症反应,常有上呼吸道感染或腹泻等前驱感染史。除小脑和脑干损害的临床表现外,有时出现眩晕。脑脊液细胞学检查是主要的确诊依据。根据病原学结果,分别应用抗病毒剂、抗生素或激素等。

5. 多发性硬化或视神经脊髓炎谱系疾病

病灶累及脑干或小脑时可出现眩晕。眩晕表现没有特异性,可为位置性,可持续数天，甚至数周。

6. 颅颈交界区畸形

颅颈交界区畸形常见 Chari 畸形、颅底凹陷、齿状突半脱位等，可出现锥体束损害、小脑症状、后组脑神经和高颈髓损害的表现，有时可合并眩晕；瓦氏呼气动作有时可诱发眩晕。影像学检查是确诊依据；需外科手术治疗。

7. 药物源性眩晕

有些药物可损害前庭末梢感觉器或前庭通路而出现眩晕。

卡马西平能造成可逆性小脑损害，长期应用苯妥英钠可致小脑变性，汞、铅、砷等重金属可损害耳蜗、前庭器和小脑，有机溶剂甲醛、二甲苯、苯乙烯、三氯甲烷等可损害小脑。急性酒精中毒出现的姿势不稳和共济失调是半规管和小脑的可逆性损害结果。

常见的耳毒性药物有氨基糖苷类、万古霉素、紫霉素和磺胺类等抗生素，顺铂、氮芥和长春新碱等抗肿瘤药，奎宁，大剂量水杨酸盐，速尿和利尿酸等利尿剂，部分中耳内应用的局部麻醉药（如利多卡因）等。二甲胺四环素仅损害前庭，庆大霉素和链霉素的前庭毒素远大于其耳蜗毒性。

8. 其他中枢性眩晕

（1）前庭偏头痛：前庭性偏头痛的确诊标准如下。

1）至少出现 5 次中、重度的前庭症状发作，持续 5 分钟至 72 小时。

2）既往或目前存在符合 ICHD 诊断标准的伴或不伴先兆的偏头痛。

3）50% 的前庭发作时伴有至少 1 项偏头痛性症状：①头痛，至少有以下两项特点，即单侧、波动性、中重度疼痛，日常体力活动加重头痛；②畏光及畏声；③视觉先兆。

4）难以用其他前庭或 ICHD 疾患更好地解释。

建议：①诊断需依据上述标准；②参照偏头痛的治疗或预防措施用药。

（2）癫痫性眩晕（epileptic vertigo）：临床少见，通常持续数秒或数十秒，发作与姿势改变无关。眩晕可是部分性癫痫，特别是颞叶癫痫的先兆症状，确诊需要脑电图在相应导联显示痫样波放电。

诊断建议：①眩晕发作时，脑电图上有相应导联的异常放电；②需排除其他病因。

治疗建议：按部分性癫痫发作用药。

（二）周围性眩晕

脑干神经核以下的眩晕绝大多数系耳部疾病引起，除眼震和有时可能伴听力障碍之外，患者没有相应的神经系统损害的症状和体征。

1. 良性发作性位置性眩晕

良性发作性位置性眩晕（benign paroxysmal positional vertigo，BPPV）在人群中的发病率为 10%，发病率较高，数天至数周可自行缓解，并且有 50% 的复发率，由椭圆囊耳石膜上的碳酸钙颗粒脱落并进入半规管所致。85% ~90% 的异位耳石发生于后半规管。其特点为：①发作性眩晕出现于头位变动过程中；②Dix - Hallpike 或 Roll test 等检查可同时诱发眩晕和眼震，头位变动与眩晕发作及眼震之间存在 5 ~20 秒的潜伏期，诱发的眩晕和眼震一般持续在 1 分钟之内，表现为"由弱渐强，再逐渐减弱"；患者由卧位坐起时，常出现"反向眼震"。

2015 年，巴拉尼协会首次公布了 BPPV 的诊断标准。后半规管 BPPV 的诊断标准为：①仰卧位躺或左右翻身时诱发的反复发作性位置性眩晕或位置性头晕；②持续时间 <1 分钟；③由 Dix – Hallpike 或侧卧手法（Semont 诊断方法）引出位置性眼震，该眼震是和眼球上极向朝下耳侧的扭转性眼震与向上的垂直性眼震的组合，持续时间 <1 分钟；④无另一种疾病引起。

治疗建议：耳石手法复位治疗。

2. 前庭神经炎

前庭神经炎（vestibular vertigo）也称为前庭神经元炎（vestibular neuronitis，VN），是病毒感染前庭神经或前庭神经元的结果。多数患者在病前数天或数周内有上呼吸道感染或腹泻史。剧烈的外周旋转感常持续 24 小时以上，有时可伴数天；伴随剧烈的呕吐、心悸、出汗等自主神经反应。眼震电图（ENG）检查可见病耳前庭功能低下。大多数患者在数周内自愈，少见复发，有半数以上患者可在病后 1 年内出现瞬时不稳感，部分患者日后可出现 BPPV 表现，冷热试验异常可能持续更长时间。

诊断依据：①眩晕发作常持续 24 小时以上，部分患者病前有病毒感染史。②没有耳蜗症状，除外脑卒中及脑外伤。③ENG 检查显示一侧前庭功能减退。

治疗建议：应用糖皮质激素；呕吐停止后停用前庭抑制剂，尽早行前庭康复训练。

3. 梅尼埃病

梅尼埃病又称原发性膜迷路积水，是一种特发性内耳疾病。本病主要的病理改变为膜迷路积水，影响到前庭和耳蜗的功能，因此临床表现为同步出现反复发作的眩晕和听力下降。本病多发生于 30 ~ 50 岁的中、青年人，儿童少见，男女发病无明显差别。双耳患病者占 10% ~ 50%，首次发病小于 20 岁或大于 70 岁者少见。

典型的梅尼埃病临床表现有如下 4 个症状：眩晕、耳聋、耳鸣及耳内闷胀感。

中华医学会耳鼻咽喉头颈外科分会 2006 年提出了该病的诊断标准：①发作性眩晕 2 次或 2 次以上，持续 20 分钟至数小时，常伴自主神经功能紊乱和平衡障碍，无意识丧失。②波动性听力损失，早期多为低频听力损失，随病情进展听力损失逐渐加重；至少 1 次纯音测听为感音神经性听力损失，可出现重振现象。③可伴有耳鸣和/或耳涨满感。④前庭功能检查可有自发性眼震和/或前庭功能异常。⑤排除其他疾病引起的眩晕。本病临床早期为间歇期听力正常或有轻度低频听力损失；中期除 2 kHz 外，低、高频率均有听力损失；晚期为全频听力损失达中重度以上，无听力波动。

梅尼埃病患者需要限制食物摄入，利尿剂、钙离子拮抗剂、血管扩张剂等并未证实有效；欧洲 RCT 试验结果支持倍他司汀治疗梅尼埃病的有效性。内科治疗失败后，可考虑庆大霉素鼓室内注射或行内淋巴囊减压、前庭神经或迷路切除等手术。

治疗建议：①急性期对症治疗，发作间期可限制钠盐摄入。②内科治疗无效者，可考虑手术。

五、眩晕的治疗

1. 病因治疗

病因明确者应及时采取针对性强的治疗措施，如耳石症患者应根据受累半规管的不同分别以不同的体位法复位；急性椎基底动脉缺血性脑卒中，对起病3～6小时的合适患者可进行溶栓治疗等。

2. 对症治疗

对于眩晕发作持续数小时或频繁发作，患者因此出现剧烈的自主神经反应并需要临床卧床休息者，一般需要应用前庭抑制剂控制症状。目前临床上常用的前庭抑制剂主要分为抗组胺剂(异丙嗪、苯海拉明等)、抗胆碱能剂(东莨菪碱)和苯二氮䓬类；止吐剂有胃复安和氯丙嗪等。前庭抑制剂主要通过抑制神经递质而发挥作用，但如果应用时间过长，会抑制中枢代偿机制的建立，所以当患者的急性期症状控制后宜停用；前庭抑制剂不适合用于前庭功能永久损害的患者，头晕一般也不用前庭抑制剂，心理治疗可消除眩晕造成的恐惧心理和焦虑、抑郁症状，需要时应使用帕罗西汀等抗抑郁、抗焦虑药物。

3. 手术治疗

对于药物难以控制的持续性重症周围性眩晕患者，需考虑内耳手术治疗。

4. 前庭康复训练

前庭康复训练主要针对因前庭功能低下或前庭功能丧失而出现平衡障碍的患者，这些平衡障碍往往持续了较长时间，常规药物无效。常用的训练包括适应、替代、习服、Cawthorne - Cooksey训练等，其目的是通过训练，重建视觉、本体觉和前庭的传入信息整合功能，改善患者平衡功能，减少振动幻觉。

5. 其他治疗

倍他司汀是组胺H_3受体的强拮抗剂，欧洲一些RCT研究证实其治疗梅尼埃病有效。有报道应用钙拮抗剂、尼麦角林、银杏制剂，甚至卡马西平和加巴喷丁等治疗眩晕；亦有报告认为巴氯芬、肾上腺素和苯丙胺可加速前庭代偿。

（李宏增）

第七节　晕　厥

一、定义

晕厥是全脑血流量突然减少导致短暂性意识丧失(transient loss of consciousness, TLOC)的临床综合征，主要特点为突发、短暂、能完全恢复，发作时伴有肌张力消失。老年患者常因肌张力丧失而跌倒。晕厥发作前可有先兆症状，如黑矇、乏力、出汗等。其机制为血压下降或大脑低灌注，主要是短暂全脑灌注不足，而不是局部灌注不足。

由于年龄相关的心血管和自主神经功能的变化、液体储存的减少和多病共存、多重用药等导致内环境稳定失衡，使老年人容易发生晕厥。晕厥的患病率随年龄增加而增加，>70岁的老年人晕厥发生率是年轻人的2倍，>80岁者则达年轻人的3~4倍。老年人晕厥的复发率为30%。老年人晕厥常常是多因素共同作用引发的，其中以直立性低血压、颈动脉窦过敏和心律失常最为常见。

老年人晕厥可以是良性过程，也可以是猝死的先兆，大多数预后不良或导致死亡。预后取决于晕厥的病因和并发症的严重程度。心源性晕厥的死亡率高于其他原因所致的晕厥，器质性心脏病病史是预测死亡危险最重要的指标。此外，老年人在晕厥过程中会发生骨折、颅内出血、气胸、吸入性肺炎等并发症，甚至致残。一旦发生并发症，则预后差。老年人晕厥的2年总死亡率为26.9%。因此，老年晕厥的诊断、评估和防治非常重要。

二、病理生理学

晕厥病理生理改变的核心是血压下降，导致全脑灌注降低。意识丧失发生在脑血流中断后6~8秒，动脉收缩压在心脏水平下降至50~60 mmHg（1 mmHg = 0.133 kPa）。外周血管阻力降低和心输出量减少均可导致血压降低。外周血管阻力降低见于交感缩血管反射降低引起的血管舒张、药物的作用及自主神经功能障碍。心输出量减少见于反射性心动过缓、心律失常和器质性疾病（包括肺栓塞/肺动脉高压）、血容量减少或静脉血淤滞导致静脉回流减少、自主神经功能障碍引起的心脏变时和变力功能障碍。

三、病因分类

根据导致晕厥的主要病因不同，可将晕厥分为直立性低血压性晕厥、心源性晕厥、神经介导反射性晕厥等类型。

（一）直立性低血压性晕厥

直立性低血压也称为体位性低血压（orthostatic hypotension，OH），指体位从仰卧位改为直立位时（3分钟内），收缩压降低20 mmHg或舒张压降低10 mmHg以上。直立性低血压是老年晕厥发生的重要原因之一，有25%~30%老年人存在直立性低血压。直立性低血压患者在变换体位时发生血压降低，多发生于从卧位或久蹲位突然转为直立位时，轻者有头晕、眩晕、眼花、下肢发软，重者发生晕厥。意识丧失时间短，血压急剧下降，心率无显著变化，立即卧倒症状可缓解。

此类晕厥发生在血管收缩反射存在缺陷或不稳定的老年患者中。直立位时，下肢血容量增加而血管收缩反射消失，造成回心血量减少、心输出量下降、血压明显降低。引起直立性低血压的原因有两类：一为自主神经衰竭，包括原发性自主神经衰竭（可由单纯自主神经功能障碍、多系统萎缩、帕金森病等引起），以及继发性自主神经衰竭（由糖尿病、淀粉样变性、自身免疫性自主神经病变、副肿瘤性自主神经病变导致）。另一原因为低血容量使心排血量减少，如失血、腹泻、使用利尿剂、肾上腺皮质功能不全、重度下肢静脉曲张、应用血管扩张药等。另外，运动、餐后（餐后低血压）和长时间卧床（去调节作用）可能加重低血压。

（二）心源性晕厥

心源性晕厥系因心排血量突然减少、血压急剧下降导致脑血流减少并引起晕厥，包括心律失常和器质性心血管疾病所致的晕厥。心源性晕厥为晕厥发生的第二位常见原因，危险性高，预后较差，可发生心搏骤停、猝死。心源性晕厥相关死亡率明显高于其他原因引发的晕厥，1 年死亡率为 18% ~33%，5 年死亡率为 50%。严重心律失常占心源性晕厥原因的 52.3%。

引起晕厥的心律失常包括心动过缓，如窦房结功能障碍（包括慢 - 快综合征）和房室传导阻滞；心动过速，如室性或室上性心动过速。病态窦房结综合征、室性心动过速是导致老年晕厥最常见的病因。衰老的生理学改变、多种药物、多病共存等情况使得老年人对心排血量突然减少的代偿较差，即使是短暂的心律失常，在老年人也可出现晕厥。

器质性心脏病包括：①瓣膜性心脏病；②急性心肌梗死/缺血、肥厚性心肌病；③心脏肿物（心房黏液瘤、肿瘤等）、心包疾病/填塞；④肺和大血管疾病，如肺栓塞、急性主动脉夹层、肺动脉高压、腹主动脉瘤破裂。老年急性心肌梗死发生晕厥的可能原因包括：①泵衰竭导致脑灌注减少；②急性心肌梗死并发心律失常；③急性下壁心肌梗死致左心室压力感受器受刺激，引起血管迷走反射。

（三）神经介导反射性晕厥

神经介导反射性晕厥主要包括血管迷走性晕厥、颈动脉窦过敏综合征和情境性晕厥。

1. 血管迷走性晕厥

血管迷走性晕厥是由于疼痛（躯体或内脏）、创伤、精神刺激等诱因通过神经反射引起迷走神经兴奋，导致内脏和外周小血管广泛扩张、心率减慢、血压下降和脑血流量减少而产生的晕厥。其特点为：①在年轻人群中多见，一般无心脏病史；②常由长时间站立或情绪紧张、疼痛、环境温度高或服用某些药物等诱发；③常见临床表现包括低血压、心动过缓、恶心、面色苍白、出汗等；④出现短暂的意识丧失，持续 30 ~120 秒，在此期间可出现短暂的肌阵挛。直立倾斜试验（head - up tilt test，HUTT）是一种对血管迷走性晕厥的诊断非常有价值的检查，其阳性反应为试验中患者由卧位改为立位倾斜后发生晕厥，伴血压明显下降或心率下降。

2. 颈动脉窦过敏综合征

颈动脉窦过敏综合征是由于颈动脉窦反射过敏所致的。突然转头或颈动脉窦受压（如局部肿瘤、剃须、衣领过紧）等可刺激颈动脉窦，反射性引起迷走神经高度兴奋，导致心动过缓或心跳暂停、血压下降、脑部瞬间缺血而晕厥。颈动脉窦过敏是老年晕厥最常见的原因。健康老年人群中有 30% 患有颈动脉窦过敏综合征，而伴有冠心病或高血压病的患者中其发病率更高。大多数患者在直立位时发作，突然发生，经常跌倒，与心源性晕厥相似，发作迅速，无任何预感，意识丧失时间很少超过 30 秒，清醒后可迅即恢复知觉。

3. 情境性晕厥

情境性晕厥指在一定情境下发生的晕厥，包括咳嗽性晕厥、排尿性晕厥、排便性晕厥、吞咽性晕厥等。

（四）其他类型的晕厥

1. 低血糖晕厥

低血糖晕厥多见于糖代谢异常的老年人，指血糖低于 2.8 mmol/L 时出现的严重低血糖反应，如心悸、头晕、手抖、出冷汗、面色苍白，甚至晕厥，救治不及时常可危及生命。

2. 脑源性晕厥

脑源性晕厥指供血于脑部的血管〔包括颈动脉系统、椎基底动脉系统、主动脉弓及其分支（如锁骨下动脉、无名动脉等）〕发生一时性广泛性缺血所出现的晕厥，常见于血管窃血综合征和短暂脑缺血发作，大多数患者有眩晕、复视、视物模糊，伴有神经系统定位体征或症状。

四、诊断

晕厥的诊断标准：①完全意识丧失；②发作较快且持续时间短；③可完全自行恢复且无后遗症；④肌紧张消失。如果以上 4 项均具备，则晕厥可能性极大；如果 ≥1 项不具备，应与其他原因引起的意识丧失相鉴别。然后通过初始评估和进一步检查确定晕厥的病因学诊断。

五、评估

晕厥的评估内容：①是否晕厥；②晕厥的病因；③是否为高危患者；④是否有并发症。

1. 初始评估

（1）仔细询问病史，包括：①发作的诱因、发作时情况、原发疾病、用药史及有无晕厥或猝死家族史等；②有无先兆晕厥（发作前出现头晕、虚弱无力、面色苍白、大汗、胸闷、黑矇、听力减退、反应迟钝、恶心呕吐、不能维持体位等，但无意识丧失）；③有认知障碍的老年患者需要询问家人和目击者。

（2）进行详细体格检查，包括卧位和直立位的血压，注意心率和节律、心脏杂音、奔马律、心包摩擦音等提示器质性心脏病的证据；通过基本的神经系统检查寻找局灶性功能缺损。

（3）心电图检查，了解有无心律失常和心肌缺血。

（4）监测血糖，尽早发现低血糖。

（5）老年患者要进行并发症的评估，包括骨折、颅内出血、血气胸、吸入性肺炎等。

2. 初始评估后，需要进一步检查，明确晕厥原因

（1）如怀疑为心源性晕厥，需立即进行心电监测，包括 Holter，必要时埋藏植入式心电事件记录仪（ILR）和电生理检查，以及超声心动图检查、心脏负荷试验，必要时可做心导管检查。

（2）神经介导性晕厥的相关检查，包括倾斜试验和颈动脉窦按摩，但老年人进行颈动脉窦按摩要注意安全性。

（3）当晕厥与直立位有关时，需进行 24 小时动态血压监测和倾斜试验。

（4）怀疑脑源性晕厥时应行头颅、颈部磁共振成像检查，以及颈部、上肢血管、锁骨下动脉彩超等（倾斜试验：正常反应是当头部后仰 60°～80°，10 分钟出现短暂的收缩压下降 5～15 mmHg，舒张压升高 5～10 mmHg，心率加快 10～15 次/分，如表现为迅速而持久的血压下降、心率减慢，则为异常，可能与晕厥有关）。

若患者高龄或有心脏病基础、有心力衰竭病史或表现、有心电图异常（包括心律失常或传导障碍，或者患脑血管病），应视为高危人群，需积极进行治疗。

六、预防和治疗

老年人晕厥常见，部分患者预后不良。由于晕厥的原因很多，治疗必须针对病因，主要目标是预防晕厥的复发和降低晕厥所致的病死率，具体措施依据晕厥的种类而定。

（一）神经介导的反射性晕厥

此类晕厥重在预防，尤其要避免诱因，如闷热而拥挤的环境、血容量不足、降压药物过量等。一般情况下，偶尔发作一次晕厥，恢复后除了疲劳无力外，无其他不适，可不予治疗。通过增加盐的摄入以扩充血容量，可穿弹力袜增加静脉回流。对于反复发作晕厥并有心动过缓的患者，可考虑植入双腔起搏器。

（二）直立性低血压性晕厥

首先应停用可能引起低血压的药物，同时增加盐的摄入以扩充血容量。嘱患者夜间睡眠时适当抬高头部（10°），从床上或椅子上起立时要慢一点，避免长时间站立，可穿弹力袜以增加静脉回流。对餐后低血压者可采用少量多餐，避免饱餐。必要时可应用药物治疗：米多君 5～20 mg，3 次/天；醋酸氟氢可的松 0.1～1.0 mg/d。

（三）心源性晕厥

1. 缓慢性心律失常

白天心率 <45 次/分、睡眠中心率 <35 次/分、窦性停搏 >3 秒者需要植入永久性心脏起搏器治疗，同时须排除药物引起的心动过缓。

2. 快速性心律失常

阵发性室上性心动过速首选导管射频消融术治疗。尖端扭转型心动过速引发的晕厥一旦发生，应立即停用延长 Q－T 间期的药物。晕厥伴室性心动过速者可选择胺碘酮治疗，但射频消融术仍作为首选治疗方案。此外，心脏复律除颤器（ICD）治疗也可作为有效的选择。

3. 心脏血流排出受阻

心脏血流排出受阻可以应用双腔起搏或室间隔切开切除术,必要时可以应用心脏复律除颤器(ICD)。

(四)脑源性晕厥

脑源性晕厥最常见的病因是缺血性脑病,主要是给予抗动脉粥样硬化和改善脑供血治疗。

晕厥在老年人群中十分常见,和非老年患者相比,心血管病相关的原因增多,是疾病预后不良的重要危险因素。复杂的基础疾病和/或并发症等多个因素往往共同参与晕厥的发生,所以治疗上更为复杂,需要多学科协作诊疗。

（宁晓暄）

第八节　痴　呆

一、基本概念和分型

(一)痴呆的概念

痴呆(dementia)是一种以获得性认知功能损害为核心,并导致患者日常生活能力、学习能力、工作能力和社会交往能力明显减退的综合征。患者的认知功能损害涉及记忆、学习、定向、理解、判断、计算、语言、视空间功能、分析及解决问题等能力,在病程某一阶段常伴有精神、行为和人格异常。

(二)痴呆的分型

1. 按是否为变性病分类

痴呆可分为变性病痴呆和非变性病痴呆,前者主要包括阿尔茨海默病(Alzheimer's disease, AD)、路易体痴呆(dementia with Lewy body, DLB)、帕金森病痴呆(Parkinson disease with dementia, PDD)和额颞叶变性(frontotemporal lobar degeneration, FTLD)等。后者包括血管性痴呆(vascular dementia, VaD)、正常压力性脑积水以及其他疾病(如颅脑损伤、感染、免疫、肿瘤、中毒和代谢性疾病等)引起的痴呆。

2. 按发病及进展速度分类

近年来,快速进展性痴呆(rapidly progressive dementias, RPD)备受关注。RPD通常指在数天、数周(急性)或数月(亚急性)发展为痴呆的情况,可能的病因归结为"VITA-MINS",分别代表血管性(vascular)、感染性(infectious)、中毒代谢性(toxic-metabolic)、自身免疫性(autoimmune)、转移癌/肿瘤(metastases/neoplasm)、医源性/先天性代谢缺陷(iatrogenic/inbomerror of metabolism)、神经变性(neurodegenerative)以及系统性/癫痫(systemic/seizures)引起的痴呆。另外,人类免疫缺陷病毒(HIV)和克雅病(Creutzfeldt-Jakob disease, CJD)也可引起发病较快的痴呆。

二、流行病学资料

AD 占所有类型痴呆的 50% ~ 70%。DLB 发病仅次于 AD，占痴呆的 5% ~ 10%。PDD 约占痴呆的 3.6%，FTLD 占痴呆的 5% ~ 10%。VaD 是最常见的非变性病痴呆，占痴呆患者的 15% ~ 20%。继发的痴呆患病率尚无准确的统计数据。

三、临床诊断思路

痴呆的诊断需要根据病史、一般及神经系统体格检查、神经心理评估、实验室和影像学检查结果综合分析。

1. 确立痴呆诊断

对于既往智能正常，之后出现获得性认知功能下降（记忆、执行、语言或视空间能力损害）或精神行为异常，影响工作能力或日常生活，且无法用谵妄或其他精神疾病来解释的患者，可拟诊为痴呆。认知功能或精神行为损害可通过病史采集或神经心理评估客观证实，且至少具备以下 5 项中的 2 项：①记忆及学习能力受损；②推理、判断及处理复杂任务等执行功能受损；③视空间能力受损；④语言功能受损（听、说、读、写）；⑤人格、行为或举止改变。

2. 明确痴呆病因

引起痴呆的病因很多，病因不同，治疗效果和预后则不同。诊断痴呆后，要结合患者认知障碍起病形式、各认知域和精神行为损害的先后顺序及特征、病程发展特点以及既往史和体格检查提供的线索，对痴呆的病因做出初步判断，然后选择合适的辅助检查，最终确定痴呆的可能病因。神经变性病痴呆多隐匿起病，呈慢性进展性病程；非神经变性病痴呆多急性起病，呈快速进展性病程。

3. 判定痴呆严重程度

根据临床表现、日常能力受损情况或认知评估等确定痴呆的严重程度。临床一般常用日常生活能力量表（activity of daily living scale，ADL）、临床痴呆评定量表（clinical dementia rating，CDR）或总体衰退量表（global deterioration scale，GDS）做出严重程度的诊断。日常生活能力减退是痴呆的核心症状，对于不能完成神经心理评估者，可根据以下标准判断痴呆的严重程度。①轻度：主要影响近记忆力，但患者仍能独立生活；②中度：较严重的记忆障碍，影响到患者的独立生活能力，可伴有括约肌障碍；③重度：严重的智能损害，不能自理，完全依赖他人照顾，有明显的括约肌障碍。

四、常见痴呆的诊断标准和治疗

（一）AD 的诊断标准和治疗

AD 的诊断标准推荐使用 2014 年国际工作组（International Working Group，IWG）发表的 IWG - 2 标准。该诊断标准将 AD 临床表现（典型/非典型）和与 AD 病理相一致的生物标志物联合，全面覆盖了疾病的各个时期（从无症状到最严重的痴呆阶段）。IWG - 2 标准分别详细阐述了典型 AD、非典型 AD、混合型 AD 以及 AD 的临床前阶段的特异诊断标准。

1. 典型 AD 的诊断标准

典型 AD 各阶段均同时具有 A、B 两方面的表现。

（1）核心标准：具有早期、显著的情景记忆损害（单独存在的，或与痴呆综合征、轻度认知障碍相关的其他认知或行为改变共存），包括以下特征：①患者本人或知情者报告的、持续 6 个月以上的、缓慢、进展的记忆能力下降；②存在海马类型遗忘综合征的客观证据，基于 AD 特异的检测方法，如通过线索回忆测试发现情景记忆能力显著下降。

（2）体内 AD 病理改变的证据（具有下述之一）：①脑脊液中 Aβ1 – 42 水平下降以及 T – tau 或 P – tau 蛋白水平的上升；②特异性检测淀粉样斑块的 PET 成像显示示踪剂滞留增加；③存在 AD 常染色体显性突变（如 PSEN1、PSEN2、APP 突变）。

（3）典型 AD 排除标准：具体如下。

1）病史：①突然发病；②早期合并步态障碍、癫痫发作、行为异常等。

2）临床表现：①局灶性神经系统表现；②早期锥体外系表现；③早期幻觉；④认知波动。

3）引起记忆减退及相关表现的其他疾病：①非 AD 性痴呆；②重度抑郁；③脑血管疾病；④中毒、炎症、代谢性疾病，需特异性检查明确；⑤MRI – FLAIR 或 T_2 像显示位于内侧颞叶的感染或血管损伤的异常信号等。

2. 治疗策略

典型 AD 的治疗采取多靶点全面治疗。

（1）尽量应用或联合应用一线抗痴呆药物：明确诊断为 AD 患者可以选用胆碱酯酶抑制剂（cholinesterase inhibitors，ChEIs）治疗，ChEIs 可增加突触间隙乙酰胆碱含量，是现今治疗轻、中度 AD 的一线药物，主要包括多奈哌齐、卡巴拉汀、加兰他敏和石杉碱甲。这类药物治疗轻、中度 AD 在改善认知功能、总体印象和日常生活能力方面的疗效确切（均为 I 级证据）。兴奋性氨基酸受体拮抗剂盐酸美金刚是另一类 AD 治疗一线药物，是 FDA 批准的第一个用于中重度痴呆治疗的药物，其对中、重度 AD 患者妄想、激越等精神行为异常也有一定治疗作用。明确诊断的中、重度 AD 患者可以选用盐酸美金刚或盐酸美金刚与多奈哌齐、卡巴拉汀联合治疗，对出现明显精神行为症状的重度 AD 患者，尤其推荐 ChEIs 与盐酸美金刚联合使用（A 级推荐）。

（2）对 AD 精神行为症状患者，如抑郁、淡漠、焦虑、烦躁、退缩等应用 SSRI 类药物，对在应用一线治疗及 SSRI 药物基础上仍因出现精神症状而带来痛苦者，可短期、小剂量应用抗非典型精神病药，效果差者可试用卡马西平，对在此基础上仍有睡眠障碍者，可应用非苯二氮草类睡眠药物或短期应用苯二氮草类药物。

（3）控制危险因素：包括血压（高/低）、血脂、血糖、脑缺血及营养状态等。

（4）教育看护者掌握护理及康复原则和方法。

（5）在前 4 个方面均做到的基础上，结合个体化患者病情及经济承受能力可辅以各机制靶点药物，如抗氧化剂、抗免疫炎性制剂及促智剂。

（二）VaD 的诊断标准和治疗

VaD 的诊断标准按照中国 2011 年血管性认知障碍的诊断标准或 2014 年美国卒中协会/美国心脏协会（American Stroke Association/American Heart Association，ASA/AHA）Vas-Cog 发布的血管性行为认知障碍（vascular behavioral and cognitive disorders，Vas-Cog）标准。这些诊断标准基本涵盖了 3 个方面：①首先符合痴呆的标准；②有脑血管病变的证据；③痴呆和脑血管病之间有因果关系。

血管性痴呆的治疗：包括药物治疗和非药物治疗。药物治疗主要是对症治疗和防止脑卒中复发，如多奈哌齐可改善轻中度 VaD 患者的认知功能，但对生活能力和总体印象的疗效不肯定；加兰他敏、卡巴拉汀和美金刚同样可改善 VaD 患者的认知功能。同时，药物治疗可控制心血管危险因素，做好脑卒中二级预防，防止脑卒中复发。非药物治疗主要是认知功能康复和针刺疗法等，但其有效性还需进一步研究证实。

（三）额颞叶变性的诊断和治疗

额颞叶变性（frontotemporal lobar degeneration，FTLD）的临床表现为额颞叶痴呆（frontotemporal dementia，FFD），是一组以进行性精神行为异常、执行功能障碍和语言损害为主要特征的痴呆症候群，其病理特征为选择性的额叶和/或颞叶进行性萎缩。根据临床特征，目前国际上将 FTLD 分为 3 种主要的临床亚型：主要为行为变异型额颞叶痴呆（behavioral variant of frontotemporal dementia，bvFTD），还有语义性痴呆（SD）和进行性非流利性失语（progressive non—fluent aphasia，PNFA）。其中，SD 和 PNFA 可归为原发性进行性失语（primary progressive aphasia，PPA）。

FTLD 的药物治疗：主要是针对行为、运动和认知障碍等的对症治疗。许多广泛用于治疗其他类型痴呆和神经退行性疾病的药物常被用于对症治疗，其疗效参差不齐。常用药物包括选择性 5-羟色胺再摄取抑制剂、非典型抗精神病药物（如利培酮、阿立哌唑和奥氮平）、N-甲基-D-天冬氨酸受体拮抗剂（如美金刚）和胆碱酯酶抑制剂（ChEIs）。

（四）路易体痴呆的诊断标准和治疗

路易体痴呆（DLB）是最常见的神经变性病，其主要的临床特点为波动性认知功能障碍、视幻觉和类似帕金森病的运动症状。患者的认知障碍常常在运动症状之前出现，主要病理特征为路易氏体（Lewy body，LB）广泛分布于大脑皮质及脑干中。

推荐使用 2015 路易体痴呆中国专家共识的诊断标准。

DLB 作为神经变性疾病，迄今尚没有任何证据表明该病可以治愈，但是有些药物临床验证可以控制症状、改善患者生活质量及延长寿命，起到延缓病情进展的作用。它通常采用多种治疗模式，或多个药理学治疗靶点，一般包括抗帕金森病的运动症状、抗痴呆治疗、抗精神症状和自主神经功能障碍等对症治疗。

（1）抗帕金森病的运动症状治疗：左旋多巴单一疗法常首选用于治疗 DLB，大约有50% 的患者会有改善。该药应从小剂量开始，缓慢加量至能缓解 50% 以上症状所需的剂量后维持治疗。

（2）抗精神症状药物治疗：DLB 以视幻觉最常见，也常常伴有谵妄、焦虑、抑郁和行为异常。轻度患者无须治疗，如需要药物治疗时，一般应选用胆碱酯酶抑制剂或非典型抗精神病药物。卡巴拉汀治疗可以减少视幻觉的发生频率和程度，甚至可以改善认知功能。当需要应用非典型抗精神病药物时，临床上一般选用喹硫平、氯氮平和阿里哌唑等。

（3）抗痴呆药物治疗：多奈哌齐、艾斯能、加兰他敏对治疗 DLB 有一定疗效。三种可用的胆碱酯酶抑制剂的作用相仿，用于 DLB 的治疗量比 AD 大，胆碱酯酶抑制剂治疗有效的 DLB 患者不要轻易停药或换用其他胆碱酯酶抑制剂，如果治疗药物突然停止，会出现神经、精神症状的反跳现象。谷氨酸盐的拮抗剂美金刚也能够改善 DLB 的认知功能和神经精神症状。

（4）情绪异常及睡眠障碍治疗：DLB 的抑郁症状很常见，目前 5 - 羟色胺再摄取抑制剂（SSRI）和 5 - 羟色胺 - 去甲肾上腺素再摄取抑制剂（SNRI）被推荐用于抑郁症的药物治疗，三环类抗抑郁药和抗胆碱能作用的药物应避免使用。睡眠障碍（如 RBD 相关睡眠行为异常）者可以睡前服用氯硝西泮、褪黑激素和喹硫平等，应逐渐加量，并监测疗效和相关不良反应。

（李宏增）

第九节　谵　妄

一、基本概念

谵妄属于一种暂时性的精神紊乱，以出现意识障碍和认知功能改变为特点。这种表现在极短时间内发生（通常为几小时或几天），一般在日间波动，通常只持续几天，但可以延续几周甚至几个月。

老年谵妄（senile delirium）又称急性意识模糊状态，表现为注意力、感受、思维、记忆、精神运动和睡眠周期障碍的短暂性的器质性脑综合征，常伴发于躯体疾病、严重的感染病、中毒性疾病、大脑的器质性病变、手术时或手术后。

二、流行病学资料

老年谵妄在综合性医院中最为常见，占内、外科患者的 5% ~ 15%，多数可恢复。因多数老年躯体疾病患者伴发轻度精神模糊时常留在家中治疗，故老年人谵妄综合征的发生率看起来要比一般估计的高得多。

三、预后

谵妄综合征是一种短暂的精神障碍，如其基本病因可查清，并能及时处理，绝大多数患者经过数天到数周治疗可以恢复。然而，某些病例（如癌症）可能是疾病发展的晚期表现。在老年患者中，由于脑部原有变性、血管性病变或营养不良，谵妄的出现可能是一个预后不良的标志。

四、发病原因

老年患者尤易发生谵妄综合征，与下列因素有关。

（1）高龄与伴发的脑器质病变。

（2）视觉与听觉障碍。

（3）神经递质合成减少，尤以乙酰胆碱为著。

（4）与年龄有关的药动学和药效学的改变：由于老年人对药物的耐受性降低，药物中毒为老年谵妄的常见原因，甚至可发生于常用药物的治疗剂量时，如利尿药、地高辛、抗帕金森病药、抗精神病药、抗抑郁药和镇静催眠药。

（5）躯体疾病：如充血性心力衰竭、肺炎、泌尿道感染、癌症、低钾血症、脱水、钠耗竭、脑梗死等，以及某些并不直接影响脑部的躯体疾病（如髋关节骨折）。此外，局部麻醉下进行小手术、轻度呼吸道感染及严重便秘亦可导致老年谵妄的发生。

（6）下丘脑－垂体－肾上腺轴所形成的内稳态调节机制的减弱。

（7）睡眠或感觉剥夺。

（8）肢体活动不灵活。

（9）心理社会应激：如亲人死亡、迁移至新的环境等。

五、临床表现

谵妄的临床表现为意识混乱，伴有认知功能改变（记忆力缺陷、定向力障碍、言语混乱）、情绪和行为的异常（亢进：高警觉状态，对刺激过度敏感；抑制：嗜睡、活动减少，易造成漏诊；混合型：亢进和兴奋交替），亦可伴有妄想和幻觉（通常是幻想）、睡眠障碍。

六、诊断标准

因为谵妄有不良预后，所以临床上常用意识障碍评估方法（confusion assessment method，CAM）做快速识别。CAM评估包括以下内容。

1. 急性精神状态变化，并有波动

问诊要点：与照料者沟通，询问患者平日基础情况并比较是否有急性变化（数小时至数天），在一天中是否有波动，特别是日落后有加重趋势。

2. 注意力不集中

观察：患者是否难以专注地做完一件事或交谈中说完一个话题，是否总"跑题"。

3. 思维混乱

观察：患者是否话不切题、词不达意、逻辑混乱或突然转移话题。询问：时间、地点、词汇记忆、有无幻觉。

4. 意识状态改变

观察：警觉、嗜睡，与基线意识状态比较。

考虑谵妄：必备第 1 条和第 2 条，加上第 3 条或第 4 条。

七、鉴别诊断

谵妄的诊断应注意与痴呆和抑郁症相鉴别。三者最重要的区别在于谵妄起病急，呈波动性变化，且有注意力不集中；而抑郁症为情绪、心境低落，至少持续 2 周；老年痴呆为慢性渐进性改变，多意识清楚。痴呆和抑郁症病情均无明显波动。

八、预防

谵妄的预防重于治疗，30% ~ 40% 的谵妄是可以预防的。手术前老年病科会诊可以使患者围手术期谵妄发生率显著降低，预防谵妄的措施包括以下内容。

（1）去除可能的诱因。

（2）支持性治疗：保证足够的水分和营养，治疗疼痛。

（3）保持定向力：向患者解释新环境，鼓励家人陪护并携带患者熟悉的物品或照片，放置时钟，墙板上标明日期。

（4）认知功能：与患者进行有益的沟通和活动，如时事讨论、文字游戏、阅读报纸及杂志。

（5）感觉功能：去除耵聍，利用眼镜、助听器、声音放大器等。

（6）避免身体约束、插管等。

（7）鼓励活动：避免卧床，尽可能到餐厅集体进餐或坐在椅子上进餐。

（8）恢复正常的睡眠－觉醒周期：房间内白天光线充足，夜间暗度适当，保持安静，减少患者白天小憩，保障夜间睡眠。

（9）避免缓解过度刺激引起激越，采用音乐、按摩、合适的电视节目、做放松动作等。

（10）安全措施：谵妄患者有跌倒风险，应降低床高，利用床、座椅的防跌报警装置；注意窗户的安全防护，避免患者因幻觉等发生危险；关好家门或病房门，避免患者走失。

（11）在手术前要有评估和防范；高风险老年患者及时请老年医学组会诊；在高危病房进行教育，提高医护人员的认识。

九、治疗

对于谵妄的治疗，强调早期发现、早期治疗。

1. 非药物治疗

由于谵妄的病因复杂，危险因素多，因此治疗强调对病因的综合治理措施，优先考虑非药物治疗。

2. 药物治疗

药物治疗原则上尽量不用，除非当患者有妄想或幻觉、行为激越、危及自身或他人安全且家属安抚无效时，可酌情选用小剂量氟哌啶醇或非典型抗精神病药物，如利培酮、奥氮平、喹硫平等。药物治疗原则具体包括以下内容：①单药治疗比联合药物好，可以降低药物不良反应和药物相互作用；②从小剂量开始；③选择抗胆碱能活性低的药物；④尽可能快地停药，主要纠正引起谵妄的潜在原因；⑤持续应用非药物干预措施。

（李宏增）

第十节　抑　郁

一、基本概念

老年抑郁症泛指发生于老年期（≥60 岁），以持久情绪低落、沮丧为主要临床表现的心理疾病，包括抑郁症、抑郁障碍、抑郁发作等多种类型，属于情感（心境）性精神障碍。如伴有其他启智性疾病，往往会严重危害老年人的身心，具有发病率高、伤残率高和死亡率高的特点，是当前世界性主要精神卫生问题。

临床上，老年抑郁可分为原发性和继发性两大类。原发者病因目前还不十分清楚，具有复发性高的特点，女性较多见，仅占全部老年抑郁极小的一部分。继发者有明确的器质性脑病变、物质依赖、剧烈精神创伤等原因，年老体弱者较多见。

二、流行病学资料

据美国报道的全部老年情感障碍中，老年期首次发病的抑郁症高达 40% ~50%，内科疾病老年人群抑郁症患病率高达 52%。另外有报道患者卒中后 30% ~62% 出现抑郁，痴呆尤其是血管性痴呆患者 40% ~50% 出现抑郁，癌症患者约 24% 伴有抑郁。

三、临床表现及预后

（一）老年患者表现出多种临床症状与特征

1. 心境不佳、情绪低落

此为最主要的症状，具体表现为：①感到悲观、沮丧和空虚；②对各种活动提不起劲或兴趣；③感觉没有价值或有罪恶感；④记忆力减退、精力不足，常常无法集中注意力；⑤有死亡或自杀的念头。

2. 思维联想缓慢

（1）语速慢，语音低，语量少。

（2）应答迟钝，一言一行都需要克服重大阻力。

（3）激越型抑郁症患者言语、动作都明显增加，焦虑恐惧，激动自伤，危险性很大。

（4）部分患者伴有妄想：常见疑病和罪恶妄想，也可出现关系和被害妄想。

3. 动作减少与行动缓慢，但可出现激越症状

（1）多数患者动作减少，行动缓慢。

（2）少数严重者缄默不语，卧床不动，称为抑郁性木僵状态。

（3）少数患者出现十分焦虑激越，终日惶恐不安、坐卧不宁，搓手顿足、拒饮拒食。

4. 伴发多种躯体症状，疑难症状也较突出

具体表现为以自主神经症状和消化道症状为主的各种躯体主诉。

5."隐匿性抑郁症"表现

一些老年抑郁症患者躯体症状明显，表现为反复或持续出现的头痛、头晕、胸闷、气短、全身无力、心悸、便秘、胃纳失常、体重减轻等，而抑郁性症状常被掩盖。

（二）老年人生活质量急剧下降

老年抑郁症是一种涉及生理、心理、情绪和思想的疾病，不仅影响正常的生活，也会影响人与人之间的感情和对事情的看法。

（三）导致自杀的发生

据统计，在 55 岁以上老年中罹患抑郁症的比例可高达 10% ~ 15%，其中有的患者症状十分严重甚至实施轻生，因而老年抑郁症患者的死亡率可高达 30%。

（四）医疗费用支出

治疗老年抑郁症的医疗费用比较大，包括门诊、住院的医疗费、护理费和康复费等。

四、发病原因

（一）内在因素

1. 老年人生理学变化

（1）中枢神经系统生化改变。

（2）正常睡眠和生物周期紊乱。

（3）多种氨代谢障碍。

（4）大脑组织老化。

（5）白细胞介素水平改变。

2. 疾病

（1）有抑郁的个人史或家族史。

（2）神经系统疾病：脑动脉硬化、脑肿瘤、脑卒中、癫痫和帕金森病等脑器质性疾病，均可伴发抑郁。

（3）心脑血管疾病：如果抑郁在晚年初发，通常与脑血管疾病并存，称为血管性抑郁。

（4）内分泌系统疾病：甲状腺功能减退的患者可继发抑郁症。

（5）精神科疾病：精神分裂症可以继发抑郁状态，如继发抑郁症状。

（6）癌症：至少有 25% 的住院癌症患者有抑郁状态。

（7）传染病：流感、艾滋病、肝炎等疾病可伴发抑郁。

（8）疼痛：老年人的各种疼痛也可诱发抑郁。

3. 药物及其副作用

临床上，多种药物可引起药源性抑郁，如以下几种药物。①类固醇类药；②抗高血压类药；③抗精神病药：如利血平、氯丙嗪、氟哌啶醇、长效氟奋乃静等均可引起老年抑郁；④其他药物：如甲基多巴、普萘洛尔、口服避孕药、激素、阿的平等也能引发老年抑郁。

4. 社会 – 心理因素

老年人心理防御机制和心理适应能力减弱，在遇到退休、疾病缠身、经济拮据、丧偶或其他亲友的离世、缺乏家庭和社会支持、人际交往的缺乏等社会心理应激因素刺激时常会导致老年抑郁。

5. 性别因素

女性是老年抑郁明显的危险因素。

6. 人格因素

一般来说，性格过于内向或平时过于好强的人易患抑郁症。

（二）环境因素

1. 经济环境 – 家庭经济状况

家庭经济情况与老年抑郁有比较明显的关系。

2. 家庭和社会环境

家庭生活环境不够和谐、子女对老人照顾不周、老年人交往圈子变窄、人际互动减少、缺乏情况支持、社会不够安定等。

五、诊断标准

老年期抑郁症很容易漏诊，抑郁情绪常被身体其他不适症状所掩盖，对老年期首次起病的各种精神障碍的诊断标准参照国际和国内现行的分类与诊断标准。抑郁发作的诊断标准包括三种不同形式的抑郁发作：轻度、中度和重度。对于三种不同严重程度抑郁的诊断均要求至少持续两周，但如果症状格外严重或起病急骤，时间标准可适当缩短。非专科医生给出的诊断建议用抑郁状态来代替抑郁症，如有自杀倾向，一定要立即转精神心理专科诊治。心境低落、兴趣与愉快感丧失、易疲劳通常视为最典型的抑郁症状，要做出确定的诊断，轻度抑郁发作要求至少存在上述症状中的两条，再加上两条其他常见症状：①集中注意和注意的能力降低；②自我评价和自信降低；③自罪观念和无价值感（即使在轻度发作中也有）；④认为前途暗淡、悲观；⑤自伤或自杀的观念或行为；⑥睡眠障碍；⑦食欲下降。

六、筛查和评估

老年人抑郁状态通常表现不典型，借助量表可对老年抑郁症进行筛查、评估和监测治疗。评估量表可提供心理和行为现象的量化表现，分为他评量表和自评量表。

他评量表中最为常用的是汉密尔顿抑郁评估量表（HAMD 或 HDRS），特别适用于了解抑郁症患者的生理症状。

自评量表常用 Zung 抑郁自评量表，老年人专用的自评量表是老年抑郁量表（the geriatric depression scale，GDS）。

七、鉴别诊断

（一）慢性疾病

阻塞性肺气肿、心力衰竭、胰腺癌、内分泌疾病（甲状腺功能亢进、甲状腺功能减退、肾上腺皮质功能减退）、贫血和维生素缺乏等均能引起抑郁症状。老年甲状腺功能亢进患者可能表现为感情淡漠和精力下降等类似于抑郁症的表现，但可以保留感受愉快的能力。

（二）器质性脑病

阿尔茨海默病和帕金森病患者早期均可出现抑郁，通常起病缓慢，在抑郁症状出现之前就已经存在记忆力和定向力障碍；患者亦有相应的神经系统表现以及特征性神经病理学改变，CT/MRI 可发现弥散性脑萎缩和脑室扩大；抗抑郁药治疗无效。

（三）药物引起的抑郁

利血平、胍乙啶、α-甲基多巴、奎尼丁、普萘洛尔、糖皮质激素和抗肿瘤药物（甲氨蝶呤、长春新碱、天冬酰胺酶、丙卡巴肼等）都是诱发抑郁的常见药物。

（四）居丧反应

居丧反应在老年人中较为常见。居丧的人常见悲伤情绪、睡眠紊乱及食欲下降，通常有时间限制，可于几个月内得到恢复。约 14% 的居丧成年人会在亲人亡故 2 年内发展为抑郁症。

八、治疗

老年抑郁症的治疗分为急性期、巩固期、维持期治疗。急性期治疗为逆转当前发作；巩固期治疗包括为期 6 个月的抗抑郁药物治疗以稳定抑郁症状的缓解；维持期治疗（3 年以上）针对有抑郁复发病史的患者，应根据发作频率和严重程度而定，如果患者反复发作并伴有自杀观念或行为，提示应进行终身治疗。对于老年抑郁患者有效的治疗手段包括心理治疗、抗抑郁药物治疗以及电痉挛治疗（electric convulsive treatment，ECT）。

（一）心理治疗

心理治疗包括认知行为治疗、人际关系治疗以及问题解决治疗。

（二）抗抑郁药物治疗

抗抑郁药物治疗适用于轻、中、重度抑郁。如患者为首次发作，在症状缓解后至少应治疗 6~12 个月；多数重症抑郁老年人需维持治疗，从低剂量开始，缓慢加量，要保证初次治疗期达到4～6周。如果疗效不满意，应换其他一线或二线治疗药物或请精神科医师会诊。

1. 选择性5－羟色胺受体再摄取抑制剂(SSRI)

SSRI为目前抗抑郁药物的首选，以舍曲林(佐罗复)和西酞普兰(喜普妙)为代表。其副作用主要有低钠血症、恶心、呕吐、性功能受影响，长期服用可出现体重增加，与多巴胺阻滞剂合用时可导致帕金森综合征或其他运动障碍；其可抑制各种P450酶，影响酶代谢途径相关的药物浓度，骤停时有5－羟色胺撤药综合征。

2. 三环类抗抑郁药

此类药物如阿米替林和多塞平，其副作用主要为抗胆碱能作用、镇静作用和奎尼丁样作用。

3. 其他抗抑郁药物

此类药物如安非他酮、文拉法辛、度洛西汀、米氮平等。

4. 老年人应慎用的抗抑郁药物及其不良反应

(1)阿米替林：抗胆碱能作用、镇静、降低血压。

(2)阿莫沙平(氯氧平)：抗胆碱能作用、镇静、降低血压、迟发性运动障碍和神经阻滞剂恶性反应综合征。

(3)多塞平：抗胆碱能作用、镇静、降低血压。

(4)丙咪嗪(米帕明)：抗胆碱能作用、镇静、降低血压。

(5)马普替林(路滴美)：抽搐、皮疹。

(6)普罗替林(丙氨环庚烯)：严重的抗胆碱能作用、兴奋作用。

(7)圣·约翰草(路优泰)：光过敏、轻度躁狂。

(8)曲米帕明(三甲丙咪嗪)：抗胆碱能作用、镇静、降低血压。

(三)电痉挛治疗(ECT)

具有显著精神病性特征的老年抑郁症患者对于抗抑郁药物的有效性和耐受性都比较差，当患者对药物治疗反应不佳时，在与患者及家属讨论后，可考虑使用电痉挛治疗(ECT)，并请精神科医师会诊。

(李宏增)

第十一节　睡眠障碍

一、概述

1. 老年失眠综合征

老年失眠综合征(以下简称老年失眠)是指老年人各种原因导致睡眠时间和/或睡眠质量不佳并影响白天社会功能的一种主观体验。

2. 临床常见的失眠形式

（1）入睡困难：入眠时间超过 30 分钟。

（2）睡眠维持障碍：夜间觉醒次数 ≥2 次或凌晨早醒。

（3）睡眠质量下降：睡眠浅、多梦。

（4）总睡眠时间缩短：通常少于 6 小时。

（5）日间残留效应：次日感到头晕、精神不振、嗜睡、乏力等。

3. 老年人睡眠特点

60 岁以上老年人每天睡眠时间为 5～7 小时，夜间睡眠时间缩短。

二、流行病学资料

据世界卫生组织调查，全球有 27% 的人有睡眠障碍，老年人受失眠困扰的比例可高达 50% 左右。

三、预后

（1）老年人睡眠不足或不规律，大脑或机体处于疲惫状态，注意力难以集中，记忆力下降。

（2）老年失眠者晨起头晕，精神萎靡，长期失眠会加快衰老速度。

（3）老年失眠导致人体免疫功能下降，内分泌失调，神经系统功能紊乱，从而增加发生癌症、心脏病、糖尿病、肥胖症等疾病的风险。

四、发病原因

（1）年龄因素：老年人由于主控睡眠的松果体素分泌减少，因此对睡眠的调节能力减弱，入眠时间延长，深睡时间减少。

（2）心理压力：如思虑过多、丧事、外伤后应激、被迫退休、与社会隔离、参加社区活动少等。

（3）患躯体疾病：如神经变性病、不宁腿综合征、心血管疾病、呼吸系统疾病和疼痛等。

（4）患精神心理疾病：如反应性精神病、精神分裂症和抑郁症等。

（5）药物滥用：如滥用中枢神经兴奋剂和治疗胃肠疾病的药物等。

（6）睡眠卫生不良：如睡前看电视、喝浓茶、喝咖啡、饮酒或以娱乐形式赌博等。

（7）环境影响：如气候变化、睡眠场所的变更、室内光度、噪声、温度和湿度的不适等。

五、评估

1. 睡眠调查（NIH 老年人睡眠障碍共识报告）

（1）患者是否对自己的睡眠满意？

（2）睡眠或疲劳感是否干扰日间活动？

（3）其他人是否抱怨过睡眠时的不寻常行为，如打鼾、呼吸中断或腿部活动？

2. 睡眠日记

每天早晨记录在床上的时间、估计的睡眠时间、觉醒次数和夜间发生的任何症状。

3. 睡眠监测

除原发性睡眠障碍的情况外，如睡眠呼吸暂停、周期性肢体活动异常、睡眠过程中出现猛烈的或其他不正常的行为应进行睡眠监测，包括多导联睡眠监测、腕部活动监测。

六、治疗

睡眠障碍治疗的总体目标是尽可能改善患者睡眠质量，缓解症状，保持正常睡眠结构，维持和恢复社会功能，提高生活质量。在药物治疗前，应该尽量尝试使用非药物治疗。

（一）非药物治疗

非药物治疗的目的是试图改变患者与睡眠相关的不恰当行为或者不良行为。

（1）睡眠卫生习惯指导和睡眠教育。

（2）睡眠限制疗法。

（3）刺激控制疗法。

（4）认知行为治疗。

（二）药物治疗

老年患者使用安眠药进行治疗的处方原则为：采用最低有效剂量、采用间隔给药法（每周 2 ~ 4 次）、短期应用药物（不超过 3 ~ 4 周）、逐渐停药和警惕停药后失眠反弹。临床治疗睡眠障碍的药物主要包括苯二氮䓬类、新型非苯二氮䓬类、褪黑素受体激动剂和具有催眠效果的其他药物。

1. 苯二氮䓬类

苯二氮䓬类药物可以缩短睡眠潜伏期，增加总睡眠时间，但在老年人中不良反应明显，包括日间困倦、头晕、跌倒、认知功能减退等。

2. 新型非苯二氮䓬类

新型非苯二氮䓬类药物具有与苯二氮䓬类药物相同的作用。此类药物半衰期短，次日残余效应被最大限度降低，一般不产生日间困倦，治疗失眠较苯二氮䓬类药物更安全，但有可能会在突然停药后发生一过性的失眠反弹。常用药物包括唑吡坦、佐匹克隆、扎来普隆等。

3. 褪黑素

褪黑素参与调节睡眠－觉醒周期，可以改善时差变化引起的症状、睡眠时相延迟综合征和昼夜节律失调性睡眠障碍。褪黑素受体激动剂包括雷美尔通、特斯美尔通、阿戈美拉汀等。迄今为止，尚未发现该类药物可能损害运动和认知功能。

4. 其他药物

（1）多巴胺能药物：是治疗睡眠运动障碍的首选药物，包括复方左旋多巴制剂和多巴胺受体激动剂等。

（2）抗组胺类药物（H_1受体拮抗剂）：也有一定催眠作用，但不推荐使用或慎重应用。原因是该类药物可引起不良反应，包括日间残留镇静作用、认知功能下降、谵妄等。

（3）抗抑郁药物：对于合并抑郁症的老年睡眠障碍患者，可使用小剂量具有镇静作用的抗抑郁药物（如米氮平或曲拉唑酮），但不能作为睡眠障碍患者的首选药物。

（李宏增）

第十二节　吞咽障碍

一、吞咽障碍的定义和分类

（一）定义

吞咽障碍（dysphagia）是由于下颌、双唇、舌、软腭、咽喉、食管口括约肌或食管功能受损，不能安全有效地把食物由口送到胃内取得足够营养和水分的进食困难。吞咽障碍是卒中后常见的临床并发症之一，其不仅可以导致误吸、肺炎、脱水、电解质紊乱、营养障碍的发生，而且大大增加患者死亡和不良预后的风险。

（二）分类

1. 按有无解剖结构异常分类

（1）功能性吞咽障碍：由中枢神经系统或周围神经系统损伤、肌病等引起运动功能异常，无器官解剖结构改变的吞咽障碍。

（2）器质性吞咽障碍：是口、咽、喉、食管等解剖结构异常引起的吞咽障碍。

2. 按发生部位分类

（1）口咽吞咽障碍：患者引发吞咽动作时较费力，通常认为颈部是存在问题的部位。

（2）食管吞咽障碍：可能的发生部位多在近端和远端食管，分别称为高位吞咽障碍和低位吞咽障碍。

二、吞咽功能生理与病理生理

（一）吞咽活动的神经控制

吞咽反射的神经控制通常包括3个部分。①传入神经：包括第Ⅴ、Ⅸ和Ⅹ对颅神经的感觉传入纤维，提供吞咽的感觉传入。②吞咽中枢：脑干吞咽中枢或称为"中枢模式发生器"，位于双侧延髓背侧，能反射性地协调吞咽；大脑皮质，包括额叶皮质在内的更高级中枢启动和调节自主吞咽活动。③传出神经：包括第Ⅴ、Ⅸ、Ⅹ和Ⅻ对颅神经的运动传出纤维，支配吞咽肌群，进行吞咽活动。

(二)吞咽生理

吞咽是人体非常复杂的躯体反射之一,每天平均进行有效吞咽 600 余次。正常吞咽是一个感觉、运动事件顺序发生的过程,完成将食物从口腔到胃内的转移,同时保护气道。这一复杂动作的完成可以人为地按照吞咽的时期与解剖部位分为感知阶段、口阶段、咽阶段和食管阶段等数个阶段,实际上这些阶段是一个整体,在中枢神经系统的控制与调节下,吞咽器官的活动相互密切、精确配合,共同完成一个有效的吞咽。

(三)吞咽障碍的病理生理

1. 吞咽皮质损伤后的表现

吞咽皮质异常通常导致吞咽启动不能,启动吞咽时的犹豫表现,电视透视检查发现皮质损伤引起的吞咽问题可以表现为吞咽反射启动的延迟。

2. 皮质延髓束损伤后的表现

皮质延髓束损伤后导致吞咽的咽阶段延长,主动吞咽不能,影响抑制性神经元环路,使延髓中枢失去高位中枢对其的抑制作用,表现出低位中枢的去抑制作用,如环咽肌出现高反应性,表现为环咽肌放松不能。

3. 延髓吞咽中枢损伤后的表现

吞咽反射消失,即不能完成吞咽动作。如果单侧延髓吞咽中枢损伤,应该仅损伤一侧的咽喉肌,但是当急性单侧延髓中枢损伤导致其与对侧的中枢联系中断时,作为一个整体的中枢模式发生器就丧失了功能,使双侧咽肌瘫痪,咽阶段延长。以后随着时间的推移,同侧未受损的中枢神经元与对侧的吞咽中枢开始逐渐发挥作用,使吞咽功能有所改善。

三、卒中后吞咽障碍的流行病学特征及临床表现

(一)流行病学特征

相关研究数据显示,50%~67% 的卒中患者有吞咽障碍,40% 的患者可发生误吸性肺炎。误吸性肺炎的 30 天死亡率为 21%~30%。吞咽障碍是卒中后肺炎的主要危险因素,吞咽障碍患者误吸发生率超过 40%。

(二)临床表现

将卒中后吞咽障碍常见的临床症状和体征按照发生时期分为以下几种。

(1)口期吞咽障碍的表现:分次吞咽,仰头吞咽,流涎,进食时食物从口角漏出,口腔控制食物、液体和唾液的能力降低。

(2)咽期吞咽障碍的表现:饮水呛咳、进食呛咳、吞咽后喘息或憋喘、吞咽后的清嗓动作、唾液在口咽部聚集、低头吞咽、无效吞咽、重复吞咽、发声困难、自主咳嗽异常、咽下困难、吞咽后声音改变等。

(3)口期及咽期障碍均可出现的表现:进餐时间延长、一口量减小、吞咽延迟、构音障碍、吞咽启动不能等。

(4)其他表现:①卒中后出现发热、咳嗽咳痰或咳嗽咳痰较前增多;②反复发生肺

炎；③不明原因的体重减轻、皮肤损害或压疮、意识模糊等；④营养不良、脱水。

四、吞咽障碍的并发症

1. 误吸和肺炎

误吸是吞咽障碍最常见且最需要处理的并发症。食物或水、口腔内分泌物等误吸入气管、肺部，可以引起窒息、肺炎等病理生理过程。

2. 营养障碍和脱水

因进食困难、进食量减少等原因，机体所需的能量、液体、营养元素等得不到满足，出现消瘦、体重下降、水及电解质紊乱等，婴儿可引起发育停滞，甚至因营养不良导致死亡。脱水可导致患者意识障碍程度加深、发热、电解质紊乱等。

3. 心理与社会交往障碍

因为不能经口进食及需要管饲等原因，患者不能参与正常社交活动，容易产生抑郁、社交隔离等心理障碍。对于儿童，可以出现语言、交流技巧发育迟滞或障碍。

五、吞咽障碍的筛查及评估

(一)吞咽障碍的筛查

吞咽障碍的筛查是一种通过辨认口咽吞咽障碍的临床体征，发现存在吞咽障碍风险患者的简单评估手段。

(1)筛查目的：旨在发现那些可能存在吞咽障碍的患者。

(2)筛查时间：通常认为吞咽筛查需要在患者进食第一口水和食物前进行(入院24小时内)。

(3)筛查人员：由受过专业培训的护士、言语治疗师、作业治疗师、物理治疗师或神经科临床医师进行，通常由护士完成筛查。

(4)筛查工具：筛查工具由饮水试验和一些提示误吸的危险因素所构成，借助该工具，操作人员可在短时间内对患者进行初步筛查。常见筛查工具有 3 盎司饮水试验(3-ounce water swallowing test)、急性卒中吞咽障碍筛查(acute stroke dysphagia screen)、多伦多床旁-吞咽筛查试验(Toronto bedside swallowing screening test，TOR-BSST)、Burke 吞咽障碍筛查试验(Burke dysphagia screening test)、洼田饮水试验等，均具有较好的评定者间信度和预测效度，可用于临床吞咽功能障碍的筛查。

(5)筛查结果：分为通过和未通过两种。

(二)吞咽功能的评估

吞咽障碍的评估应在筛查结果异常之后 24 小时内尽快进行，是临床进一步干预决策制订的基础。吞咽障碍的评估包括床旁评估和仪器评估两个部分。床旁评估是言语治疗师或专业人员通过询问吞咽病史、标准口面检查、试验性吞咽 3 个步骤来判断患者是否存在吞咽障碍及其严重程度，鉴别出需要进一步仪器评估的患者及制订治疗计划。试验性吞咽通常使用稀液体、布丁状半固体、固体 3 种黏度的食物来检测吞咽功能。

1. 评估目的

评估的目的包括：①明确吞咽障碍是否存在；②评估吞咽障碍严重程度及病理生理改变，尤其是确定患者有无误吸的危险；③明确是否需要进一步仪器评估；④根据评估结果制订治疗策略和计划。

2. 评估时间

临床上，吞咽筛查一旦确定患者存在吞咽障碍或误吸，需要尽快进行临床评价，以确定吞咽的病理生理过程，以及为进一步吞咽障碍管理提供依据。通常认为评估应在接到会诊通知 24 小时内完成。

3. 评估人员

吞咽评估应由培训后的专业人员进行，如言语治疗师或经过培训的专业人员。

4. 评估方法

(1)床旁评估：包括以下内容。①吞咽障碍的相关主诉；②口咽部检查：吞咽器官的感觉、运动、反射等相关体格检查；③试验性吞咽评估：令患者吞咽不同量及黏度的食物，通常包括水、糊状食物、固体 3 种黏度的食物，从而观察吞咽过程，评价吞咽障碍的特征。目前常用的临床评估量表有容积－黏度吞咽测试(volume－viscosity swallowing test，V－VST)、Gugging 吞咽筛查(Gugging swallowing screen，GUSS)、Logemann 改良的临床床旁评估(clinical bedside assessment，CBA)操作等(表 5－6)。由于临床床旁评估存在局限性，因此必要时可采用仪器评估进一步明确诊断。

表 5－6　常见吞咽功能临床评估量表

临床评估	应用	检测物性状描述	评价效率
V－VST	安全、快速、准确的临床方法，进食试验从吞咽糖浆稠度液体开始	糖浆稠度、水、布丁稠度半固体及蛋羹(蜂蜜)稠度液体	诊断口咽吞咽障碍的敏感为 94%，特异度为 88%。2016 英国吞咽障碍管理与卒中单元中评价：目前缺乏标准化的评估手段，但 V－VST 测试可为操作的一致性提供基础
GUSS	可用于吞咽障碍的筛查预评估。进食试验没有从水开始，而是从半固体开始	布丁状半固体、液体、固体	诊断误食的敏感度为 100%，特异度为 69%
Logemann 改良和测试的 CBA 操作	应由专业技术熟练的言语治疗师进行	液体、布丁及布丁状半固体、1/4 饼干(如果可以咀嚼的话)	苏格兰卒中后吞咽障碍的识别和管理指南(2010)推荐

(2)仪器评估：最常用的仪器评估包括电视透视吞咽功能检查(video fluoroscopic

swallowing study，VFSS)和纤维内镜吞咽功能检查(fibrioptic endoscopic evaluation of swal-lowing，FEES)。

(三)再评估

专业人员要保证对患者进行定期再次评估，以便及时调整进食方法和治疗计划。与其他卒中后功能障碍一样，吞咽障碍可随着时间推移而逐渐恢复，许多吞咽障碍患者在病后1周内可恢复吞咽功能，大多数患者在病后2周内都会有所改善。因此，对于吞咽障碍的患者应定期进行吞咽功能的再评估，并将记录观察结果作为常规护理计划的一部分。

六、吞咽障碍的治疗

吞咽障碍的治疗不仅能改善个体的进食状况，也能改善营养、预防并发症(如肺炎)。吞咽障碍的治疗包括饮食改进、代偿性方法、康复方法。

1. 饮食改进

(1)食物黏度：指食物切应力之间的摩擦阻力。目前吞咽障碍患者所吃食物的黏度常以非客观方式进行描述，如花蜜样/糖浆样、蜂蜜样、布丁样稠度的液体，布丁状半固体食物，碎食，软食等，可用黏度计对食物黏度进行客观测量。

(2)液体黏度：美国营养学会吞咽障碍饮食工作组于2002年发布了国家吞咽障碍饮食方案(NDD)。根据不同食物的特性，将液体的黏度分为4个水平(表5-7)。

表5-7 NDD 4种黏稠度分类

黏稠度分类	黏稠度	示意图	描述
稀薄 (thin)	1~50 cP		液体，包括水、牛奶、果汁、咖啡、茶、碳酸饮料等
糖浆样 (nectar-like)	61~350 cP		放置于匙内被缓慢倒出时，可以一滴一滴分开落下，类似于未凝固的明胶
蜂蜜样 (honey-like)	351~1750 cP		缓慢倒出时，呈现连续的液线，无法分离成液滴状，类似真的蜂蜜
布丁样 (spoon-thick)	>1750 cP		缓慢倒出时，黏着在一起，呈团块状落下，类似布丁

注：1 cP=1 mPa·s。

(3)固体黏度：NDD也推荐了4个水平的半固体和固体食物的质地，并建议使用以下内容。①水平Ⅰ：吞咽障碍的泥状食物，针对中到重度吞咽障碍，主要由均匀一致但不易松散的布丁样食物组成，不包括需要咀嚼以形成食团，对食团进行控制的食物。②水平Ⅱ：吞咽障碍的碎食，针对轻到中度吞咽障碍，包括水平Ⅰ的食物，另外还包括湿润、柔软、容易形成食团的食物〔食物成块，但体积不能大于1/4英寸(1英寸=2.54 cm)〕。该水平是从泥状食物到更为固体的食物之间的过渡水平，需要一定的咀嚼能力。在这一水平的患者，其耐受混合质地的能力应该有个体化的差别。③水平Ⅲ：吞咽障碍更高级别的水平，针对轻度吞咽障碍。该水平包括大多数的质地，除了非常坚硬或松脆的食物。食物应该湿润，为一口可咬下的大小，需更多的咀嚼能力。④水平Ⅳ：正常饮食，包括所有允许的食物。建议使用时可以根据地方的生活和饮食习惯选择食物，并测试食物改进的效果。

2. 食物改进

食物改进通常是指改变食物的形态、质地、黏度，以减少误吸、增加吞咽效率的方法。最常见的食物改进是将固体食物改成泥状或布丁状半固体，将稀液体内加入增稠剂以增加黏度，可减少误吸，增加营养摄入量。有的患者可能只需要改进液态食物的黏度，而不需要对固体食物进行改进。例如，患者不能饮用稀液体，则在稀液体中加入增稠剂，从而制成蜂蜜样增稠的或布丁样增稠的液体。对口准备阶段有困难的、颊部食物残留、咀嚼后的固体食物咽部滞留的患者，建议采用泥状食物，可减少误吸。当患者的吞咽功能有所改进时，饮食必须随着变化，可以换成软食或半固体的黏度均匀的食物。目前，有一些食物或市场上销售的改变液体黏度的增稠剂（自然增稠剂或者商用增稠剂）可以添加入液体中，通过混合或者加热改变液体的黏度，从而更有利于吞咽。

3. 代偿性方法

代偿性方法是指头或身体姿势的调整（转头、低头、交互吞咽等方法），虽不能改善吞咽功能，但可减少误吸和增加食物摄入量。

4. 康复性方法

吞咽障碍的康复治疗是应用康复治疗技术以改善吞咽生理为目标的锻炼方法，每种方法都可针对某个吞咽器官功能异常而改善其功能，降低并发症，主要包括以下方法。

（1）基于神经可塑性原则（principles of neuroplasticity）的治疗策略和方法均可尝试用于卒中吞咽障碍的康复，其中主要包括口腔感觉运动训练、各组吞咽肌群力量训练方法、Shaker 训练、Masakou 手法、Mendelson 手法等。

（2）目前循证医学尚无证据显示药物治疗、神经肌肉电刺激（neuro muscular electrical stimulation，NMES）、咽喉部电刺激（pharyngeal electric stimulation）、经颅直流电刺激（transcranial direct current stimulation，tDCS）、经颅磁刺激（transcranial magnetic stimulation，TMS）可作为常规临床治疗卒中后吞咽障碍的方法。

（3）针灸是一种吞咽障碍治疗的备选方案，其临床有效性仍有待于临床研究的证实。

5. 进食途径

言语治疗师或专业人员根据评估结果提出进食途径。如果经过食物改进和/或代偿性方法，患者没有误吸且能够摄入足够的营养和水分，则可在监督下经口进食，进食内容可参考营养师的建议。如果不能，则需要给予胃肠内营养，包括经鼻胃/肠管、经皮胃造口（percutaneous endoscopic gastrostomy，PEG）。胃肠内营养尽早进行，通常以

7 天内开始为宜；除非有强烈的 PEG 指征，鼻饲饮食持续 2~3 周是合理的；患者经鼻饲饮食 2~3 周后，吞咽功能仍不能达到安全进食的目的，可考虑 PEG，但应考虑伦理问题，并充分获得患者和家属的同意。该方法在卒中吞咽障碍的早期不做推荐。

（李宏增）

第十三节　便　秘

便秘（constipation）在正常人群的各个年龄段均可发生，但在老年人群中更为常见，且随着年龄的增加，便秘的程度逐渐加重，严重影响患者的生活质量。早期预防和合理治疗便秘将会大大减轻便秘带来的严重后果和社会负担。

一、便秘的定义及流行病学

（一）定义

根据《世界胃肠组织便秘指南》（2010 年），便秘是指以持续性排便困难或排便不尽感和/或排便次数减少（每 3~4 日 1 次或更少）为特征的病症。

根据《中国慢性便秘诊治指南》（2013 年），便秘表现为排便次数减少、粪便干硬和/或排便困难。排便次数减少是指每周排便次数少于 3 次。排便困难包括排便费力、排出困难、排便不尽感、排便费时及需手法辅助排便。慢性便秘的病程至少为 6 个月。

（二）流行病学

在西方人群中，老年人便秘的患病率为 24%~50%，大约有 10% 的社区老年人每日使用泻剂通便，居住在养老院的老年人中有 75% 需要每日使用泻剂通便。

我国调查发现，各地老年人便秘的患病率差异很大，为 3%~25%，随着年龄增加，便秘的患病率明显升高。

二、老年便秘的发病机制、病因及分类

（一）发病机制

（1）老年人的脏器功能生理性衰退，肠道蠕动能力下降、蠕动频率降低、蠕动缓慢，肠道中的水分相对减少，易导致粪便干燥，滞留在肠道内而排泄不出。

（2）老年人的直肠肌和腹肌已发生萎缩，肌张力低下，致使排便无力。

（3）老年人肛门周围肌肉过度紧张收缩，很难产生便意，使粪便长时间滞留在肠道内引起便秘。

（4）老年人口渴感觉功能下降，在体内缺水时也不感到口渴，这使得老年人肠道中水分减少，导致大便干燥。

（5）老年人牙齿松动、脱落，咀嚼功能障碍，在饮食选择上往往倾向于选择缺少纤维素的食物，尤其不喜欢选择粗粮和水果，导致大肠内水分减少和菌群失调，摄食过

少及纤维素摄入不足，使食物残渣减少，导致便秘。

（6）老年人活动量减少，也是产生便秘的重要原因。

（7）老年人是抑郁高发人群，具有抑郁、焦虑、强迫观念及行为等心理障碍的老年人很可能因抑制外周自主神经对大肠的支配而引起便秘。

（二）病因和危险因素

便秘可由多种原因和疾病引起，增加便秘发生的危险因素包括增龄、性别（女性）、不活动、多药共用、抑郁、躯体或性虐待等。有研究表明，进食少和摄入热量少的老年人更容易发生便秘。滥用泻药可加重便秘，不少药物和膳食因素也可引起便秘。

（三）分类

便秘按病程分为急性便秘和慢性便秘。慢性便秘病程至少为 6 个月以上，是临床重点关注的对象。

便秘按病因分为原发性便秘（原因不明）和继发性便秘（症状性）。继发性便秘包括各种肠道疾病、内分泌代谢性疾病、神经源性病变及药物引起的便秘。

便秘依据粪块滞留的部位可分为结肠便秘和直肠便秘。结肠便秘是指食物残渣在结肠中运行过于迟缓。直肠便秘是指粪便已经抵达直肠，但滞留过久而未能被排出，故又被称为排便困难。

便秘按病理分为功能性便秘和器质性便秘。功能性便秘是指缺乏器质性病因，没有结构异常或代谢障碍，又排除了肠易激综合征的慢性便秘。功能性便秘分为四种类型。

（1）慢传输型便秘：特点为结肠传输时间延长，进食后结肠高振幅推进性收缩减少；主要症状为排便次数减少、粪便干硬、排便费力；肛门直肠指检时无粪便或触及坚硬粪便。

（2）排便障碍型便秘：即功能性排便障碍，既往也被称为出口梗阻型便秘。临床上主要表现为排便费力、排便不尽感、排便时肛门直肠堵塞感、排便费时、需要用手法辅助排便等。

（3）混合型便秘：患者存在结肠传输延缓和肛门直肠排便障碍的证据。

（4）正常传输型便秘：发病与精神心理异常等有关，患者的腹痛、腹部不适与便秘相关。

三、便秘的临床特征及并发症

（一）临床特征

便秘本身不是一种独立的疾病，而是一个包括多种临床特征的综合征，在临床上表现为排便不畅、排便次数减少、排便困难。在老年人群中，便秘可能与粪便嵌塞及大便失禁密切相关。粪便嵌塞可导致粪性溃疡、出血以及贫血。

便秘患者除了有导致便秘的原发病的相应表现外，还会有排便障碍的表现及相应的伴发症状，如大肠癌引起的便秘可能会伴有黏液血便；肛裂患者会出现排便疼痛及鲜血便；甲状腺功能减退症的患者则伴随有怕冷、黏液性水肿等。排便障碍表现为大便为干球粪或硬粪、排便次数减少、排便用力、排便不尽感、直肠内梗阻或堵塞感、腹胀/胀气以及需用手法辅助排便，伴发症状包括腹痛、腹胀，部分患者还有心情烦躁、焦虑等精神心理异常。

（二）并发症

在衰弱的老年患者，过度用力排便可能会导致晕厥以及冠状动脉缺血或脑供血不足。慢性便秘最严重的并发症是粪便嵌塞及大便失禁。

四、便秘的评估及诊断

（一）评估

（1）患者的排便次数、便意情况、排便困难或不畅的特点及大便性状。

（2）便秘发生的时间过程是慢性的，还是近期刚出现的；是否存在外科急症需要处理。

（3）是否伴随相关的症状，如腹痛、腹胀、体重下降、呕吐、便血等，有无相关的报警症状。

（4）泻剂使用情况：过去及现在是否使用泻剂，使用频率及剂量，心理状态。

（二）检查方法

便秘的检查方法包括一般检查方法、特殊检查方法及精神心理评估。

1. 一般检查方法

（1）肛门直肠指检可了解有无肛门狭窄、直肠脱垂、直肠肿块等器质性疾病，亦可了解肛门括约肌和耻骨直肠肌的功能状态及有无粪便嵌塞。

（2）大便常规、大便隐血试验应作为慢性便秘患者的常规检查和定期随访项目。

（3）对可疑肛门、直肠、结肠疾病患者，直肠镜、乙状结肠镜、结肠镜检查或钡剂灌肠能直视观察肠道或显示影像学资料，可以选用。

（4）其他检查：包括血常规、电解质、肿瘤标志物、血糖、甲状腺功能等检查。

2. 特殊检查方法

肠道动力和肛门直肠功能检查有助于对肠道和肛门直肠功能进行科学的评估，难治性的慢性便秘患者应当进行相关检查。

3. 精神心理评估

慢性便秘患者常常伴有睡眠障碍、焦虑或抑郁情绪，临床上常采用焦虑自评量表（SAS）和抑郁自评量表（SDS）来评价患者的焦虑、抑郁情况。

（三）诊断标准

目前国际上公认的便秘诊断标准是借鉴罗马Ⅲ标准中功能性便秘的诊断标准，功能性便秘的诊断还必须排除器质性疾病和药物等因素所导致的便秘。

罗马Ⅲ标准中功能性便秘的诊断标准具体如下。

（1）必须包括下列 2 项或 2 项以下：①至少 25% 的排便感到费力；②至少 25% 的排便为干球粪或硬粪；③至少 25% 的排便有不尽感；④至少 25% 的排便有肛门直肠梗阻感和/或堵塞感；⑤至少 25% 的排便需手法辅助（如用手指协助排便、盆底支持）；⑥每周排便少于 3 次。

（2）不用泻药时很少出现松散便。

（3）不符合肠易激综合征的诊断标准。

（四）鉴别诊断

对近期内出现便秘或便秘伴随症状发生变化的患者，鉴别诊断尤为重要。对年龄 >40 岁、有报警征象者，应当进行必要的实验室、影像学和结肠镜检查，以便明确便秘是否为器质性疾病所致，是否伴有结肠及直肠的形态学改变。

报警征象包括：①结直肠肿瘤家族史；②结直肠息肉或炎症性肠病史；③便血或大便潜血阳性；④贫血；⑤消瘦或体重减轻；⑥大便粗细改变；⑦明显腹痛、腹部包块；⑧有梗阻性症状；⑨严重或持续存在的便秘；⑩治疗效果不佳；⑪老年人近期新出现的便秘，不好用便秘的常见原因进行解释。

五、便秘的预防及治疗

（一）预防

由于便秘由多因素引起，因此针对便秘病因的多角度干预措施，如改善生活方式、多饮水、适度运动、合理膳食、建立良好的排便习惯、保持乐观豁达的情绪以及减少可能导致便秘的不必要用药等才能有效预防便秘。

（1）合理膳食：增加纤维素和水分的摄入，推荐每日摄入膳食纤维 25 ~ 35 g，每日至少饮水 1.5 ~ 2.0 L。

（2）适度运动：适度的体育运动可以帮助轻度便秘患者缓解症状，但是不能对严重便秘患者产生重要作用。因此，运动对于那些久病卧床、运动少的老年患者更为有益。

（3）建立良好的排便习惯：由于结肠活动在晨醒和餐后最为活跃，因此建议患者在晨起或餐后 2 小时内尝试排便；并且排便时应当集中注意力，减少外界因素的干扰，特别是对认知功能障碍的患者，应定时提醒其排便。

（二）治疗目标

便秘的治疗目标是缓解症状，恢复正常的肠道动力和排便生理功能。便秘的治疗原则是根据便秘轻重、病因和类型采取个体化综合治疗。具体措施包括以下几点。

（1）推荐合理的膳食结构，建立正确的排便习惯，调整患者的精神心理状态。

（2）对有明确病因者要进行病因治疗。

（3）需长期应用通便药维持治疗者，应当避免滥用泻药。

（4）外科手术要严格掌握适应证，并应对手术疗效做出客观预测。

（三）非药物治疗

（1）生活方式干预：包括养成良好的排便习惯、添加膳食纤维、增加水分的摄入、锻炼等。

（2）生物反馈治疗：生物反馈治疗是盆底肌功能障碍所致便秘的有效治疗方法，能持续改善患者的便秘症状、生活质量和心理状况。

（3）心理治疗：部分患者合并精神心理障碍、睡眠障碍等，对这部分患者应当进行心理指导，使患者充分认识到良好的心理状态和睡眠对缓解便秘症状的重要性。

（4）其他：有文献报道益生菌能改善慢性便秘的症状，针灸、推拿等对慢性便秘有一定治疗效果。

（四）药物治疗

1. 促肠动力药

促肠动力药主要对慢传输型便秘有效，包括拟副交感药（如氨甲酰甲胆碱、新斯的明）、与 $5-HT_4$ 受体有关的制剂、胃动素激动剂（红霉素）、胆囊收缩素（CCK）受体阻滞剂（氯谷胺），以及动力/促分泌剂（米索前列醇）、秋水仙碱和神经营养因子（NT-3）等。这些药物可从不同环节通过促进肠动力而治疗便秘。

2. 缓泻剂

按照其作用机制，缓泻剂可以分为四种类型。

（1）容积性泻剂：又称膨松剂，主要为含有纤维素和欧车前的各种制剂，如小麦麸皮、玉米麸皮、魔芋、甲基纤维素和车前子制剂等。该类药服用后不能被人体消化和吸收，因吸水而增加容积，轻度刺激肠道蠕动；抵达结肠后会被肠道内细菌酵解，增加肠内渗透压并阻止肠内水分被吸收，从而增强了导泻作用。

（2）润滑性泻剂：主要是不被吸收的矿物油类，其作用是软化大便、润滑肠道，使易于排便，包括液状石蜡、甘油和多库酯钠等。液状石蜡有软化粪便的作用，适用于避免排便用力的患者。甘油制剂（如开塞露）对于通便疗效是基于其刺激肠道和软化粪便，尤其对感觉阈值增高的出口梗阻性便秘有效。

（3）刺激性泻剂：这类药物能直接刺激肠上皮细胞、神经和平滑肌细胞而促进分泌，包括以下几种。①二苯甲烷衍生物：包括酚酞、比沙可啶和匹可硫酸钠，药物本身或其体内代谢产物能够刺激肠壁，引起肠道蠕动而排便。由于存在致癌可能和毒性反应，目前已经退出市场。②蓖麻油：口服后在十二指肠被分解成蓖麻油酸刺激小肠，改变小肠内水分的吸收和小肠运动功能。不良反应包括腹部痉挛和养分吸收障碍等。③蒽醌类植物性泻剂：包括芦荟、番泻叶和大黄等，能增加肠道蠕动，起效时间为 6～12 小时。蒽酮有很强的细胞毒性，可能会导致泻剂性结肠炎，并损害肠壁神经丛，导致电解质紊乱和结肠黑变病。

（4）渗透性泻剂：该类泻剂使用后能在肠内形成高渗环境，吸收大量水分，迅速增加粪便容积，加强对肠黏膜的刺激，增强肠管蠕动，促进排便。此类药物包括聚乙二醇、不被吸收的糖类（如乳果糖）和盐类泻药（如硫酸镁）。

3. 促分泌药

促分泌药能刺激肠液分泌，促进排便，包括鲁比前列酮、利那洛肽。

4. 灌肠药和栓剂

通过肛门给予灌肠药和栓剂能润滑并刺激肠壁，软化粪便，使其易于排出。该类药物适用于粪便干结、粪便嵌塞者临时使用。

（五）通便药的选择及注意事项

选用通便药时应当根据患者便秘的特点，结合药物的循证医学证据、安全性、药物依赖性及价效比进行综合考虑和选择。

应当尽量停用导致老年人便秘的药物，并注意改良生活方式，增加活动量，多饮水，补充益生元，食用粗纤维含量高的饮食。老年人便秘在药物治疗上首选容积性泻剂和渗透性泻剂，对严重便秘的患者也可短期使用适量的刺激性泻剂，但应当避免长期使用刺激性泻剂。容积性泻剂主要适用于轻度便秘患者。渗透性泻剂适用于轻、中度便秘患者。

（六）手术治疗

手术治疗适用于那些症状严重，影响工作和生活，经过严格的非手术治疗无效或疗效不佳，有明确的导致慢性便秘症状的疾病证据的严重便秘患者。一般认为手术治疗的适应证有：①有确切的结肠无张力的证据；②无出口处梗阻；③肛管有足够的张力；④便秘与焦虑、抑郁及精神障碍无关；⑤无弥漫性肠道运动失调的临床证据。

（李宏增）

第十四节 尿失禁

一、概述

尿失禁（urinary incontinence，UI）是由于膀胱括约肌损伤或神经功能障碍而丧失排尿自控能力，使尿液不由自主地流出。尿失禁可发生于各年龄段的患者，但以老年患者更为常见。尿失禁不是衰老的必然表现，引起老年人尿失禁的原因很多。尽早发现，并采取针对性治疗，尿失禁是可防可治的。

60 岁以上老年尿失禁的发生率男性大约为 18.9%，女性为 37.7%。尿失禁虽然不会危及患者的生命，但会严重影响患者的身心健康，带来痛苦和不便。①长时间尿浸与刺激，导致皮肤红肿、痒痛、感染、溃烂，甚至引起泌尿系统感染，影响肾脏功能；②因难闻的气味而远离人群，出现尴尬、沮丧、焦虑、孤独等，甚至出现抑郁症；③影响社交；④影响外出和锻炼；⑤工作能力下降；⑥影响夫妻性生活和婚姻关系。

二、发病原因与常见类型

（1）急迫性尿失禁：指患者因膀胱内病变引起膀胱收缩并产生强烈尿意的情况下，

不能控制排尿而使尿液流出，主要是由于逼尿肌的过度活动所致。老年人泌尿系炎症、膀胱结石和肿瘤可造成逼尿肌反射，使膀胱收缩而产生急迫性尿失禁，炎症控制后尿失禁情况会好转。此外，逼尿肌老化、心脑血管疾病、早期糖尿病等也是急迫性尿失禁的病因。

（2）充盈性尿失禁：指由于尿道梗阻（尿道狭窄、前列腺增生）和膀胱收缩无力等原因所导致的慢性尿潴留后，膀胱在极度充盈的情况下，膀胱内压力超过正常尿道括约肌的阻力，尿液从尿道点滴状溢出。充盈性尿失禁好发于男性，多见于前列腺增生等下尿路梗阻性疾病的晚期，也可见于肥胖和神经源性膀胱。充盈性尿失禁的患者膀胱内一般有大量残余尿。

（3）压力性尿失禁：指患者在腹部压力增高时（如咳嗽、打喷嚏、跑步、用力、突然改变体位等）引起的尿失禁。此时膀胱逼尿肌功能正常，而尿道括约肌或盆底及尿道周围的肌肉松弛，尿道压力降低，当腹部压力增高、膀胱内压力超过膀胱出口及尿道阻力时，即可使尿液外溢。压力性尿失禁多见于女性，超过50%的尿失禁与女性压力性尿失禁有关。压力性尿失禁主要由于分娩损伤、绝经期妇女（阴道前壁支持力量减弱）和老年女性（盆底肌肉松弛、膀胱颈后尿道下移、尿道固有括约肌功能减退），在男性则可见于前列腺手术后、尿道外括约肌损伤、会阴部及尿道损伤手术后等。单纯压力性尿失禁患者膀胱内没有残余尿。

（4）功能性尿失禁：老年人精神受到强烈刺激、周围环境突然改变，也会发生尿失禁。消除刺激、适应环境后，尿失禁则可好转或消失。

（5）神经性尿失禁：正常人的排尿是通过神经反射来完成的。当患有严重脑动脉硬化、脑卒中、脑肿瘤及颅内感染等疾病时，大脑皮质失去管制排尿功能，则发生尿失禁。

（6）药物性尿失禁：老年人可因应用镇静剂或利尿剂等而发生尿失禁。镇静剂是药物阻断了排尿反射刺激，而利尿剂则是充盈性尿失禁。此种情况停用药物即可消失。

三、诊断

正确诊断老年患者是否存在尿失禁、尿失禁临床类型及其病因有赖于详细了解患者的病史、特殊的体格检查和相关的实验室检查。

1. 病史采集要点

在询问病史时，应重点了解有无引起尿失禁的暂时性病因和膀胱、尿道功能性损害的病因。询问内容包括：①尿失禁发生的时间和特征；②摄入液体类型、量、时间，有无咖啡、酒精等饮品的摄入；③系统回顾与尿失禁有关的合并症（糖尿病、脑卒中、良性前列腺增生、心力衰竭、感染、步态障碍、视力不良等）；④既往手术史、生育史；⑤回顾所有用药（利尿剂、抗胆碱能药物、抗精神病药物等）；⑥生活质量，如日常生活能力、社交能力、情绪和人际关系（包括性生活）、自我认同感、一般健康状况等。

2. 查体

查体应着重注意腹部、泌尿生殖系统、直肠（记录括约肌自主收缩强度）、神经功能以及女性盆腔检查（观察有无盆腔脏器脱垂、盆腔肌肉收缩力），并评估患者的认知能力、活动能力、容量状况(有无足部水肿)等。

3. 实验室检查

(1)尿常规、肾功能检测,必要时可监测血糖、血钙和维生素 B_{12} 水平。

(2)有血尿和盆腔疼痛时行尿液细胞学和膀胱镜检查。

(3)残余尿测定:男性残余尿 >200 mL 时应筛查有无导致肾积水的危险因素。

(4)压力试验:对诊断压力性尿失禁特异性较好,但对不能配合检查、拘谨或膀胱充盈不佳的患者不敏感。

(5)尿动力学检查:诊断不明确或经验性治疗失败时考虑,但无须常规进行。

(6)排尿记录:连续记录 3 天患者自主排尿、尿失禁的次数,发生尿失禁的时间、环境与具体表现,每次尿量,排尿频率,日、夜尿量,可提供基础的尿失禁严重程度,也可作为治疗反应的监测。

(7)尿失禁问卷表(ICI – Q – SF):详见表 5 – 8。

表 5 – 8　尿失禁问卷表(ICI – Q – SF)

问题 1　您的出生日期:		
问题 2　性别:　　男　女		
问题 3　您漏尿的次数是多少?(在一空格内打√)		
从来不漏尿	0	
一星期大约漏尿 1 次或经常不到 1 次	1	
一星期漏尿 2 次或 3 次	2	
每天约漏尿 1 次	3	
一天漏尿数次	4	
一直漏尿	5	
问题 4　我们想知道您认为自己漏尿的量是多少?在通常情况下,您的漏尿量是多少(不管您是否使用了防护用品)(在一空格内打√)。		
不漏尿	0	
少量漏尿	2	
中等量漏尿	4	
大量漏尿	6	
问题 5　总体上看,漏尿对您日常生活影响程度如何?请在 0(表示没有影响)与 10(表示很大影响)之间的某个数字上画圈。 　　　　0　　1　　2　　3　　4　　5　　6　　7　　8　　9　　10 没有影响　　　　　　　　　　　　　　　　　有很大影响 ICI – Q – SF 评分(把问题 3、问题 4、问题 5 的分数相加): 什么时候发生漏尿?(请在与您情况相符的那些空格打√)		
从不漏尿		
未能到达厕所就会有尿液漏出		

续表

在咳嗽或打喷嚏时漏尿	
在睡着时漏尿	
在活动或体育运动时漏尿	
在小便完和穿好衣服时漏尿	
在没有明显理由的情况下漏尿	
在所有时间内漏尿	

评分标准：0分——无尿失禁症状；1~7分——轻度尿失禁；8~14分——中度尿失禁；15~21分——重度尿失禁。

四、治疗

尿失禁的治疗原则是治疗原发病，改善症状，防止感染，保护肾功能。

(一)急性、暂时性尿失禁

急性、暂时性尿失禁通过去除诱因可明显改善症状。

(二)急迫性尿失禁

1. 生活方式的改变

治疗措施包括控制体重、戒烟。

2. 行为疗法

在进行行为疗法时，应对躯体和社会环境进行评价。

(1)认知功能正常者可进行膀胱再训练，即清醒后定时排尿，强制性逐渐延长排尿时间间隔；强化盆底肌肉的训练，电刺激盆底肌肉；通常需要几周时间才开始见效，应坚持训练。

(2)认知障碍的患者进行生活习惯训练，根据患者平时的排尿间隔定时排尿；按已经制订的计划排尿，通常每2~3小时排尿一次。

3. 药物

治疗尿失禁的常用药物有选择性 M 受体拮抗剂，如托特罗定、奥昔布宁和索非那新。需注意观察有无药物副作用，如便秘、口干、视物模糊、眼压升高、谵妄、肝功能异常等。老年人应用 M 受体拮抗剂还要注意尿潴留的发生。另外，镇静药、抗抑郁药(如丙咪嗪)等对老年患者亦有一定的疗效。联合应用行为和药物治疗比单用一种方法疗效更好。

4. 手术

手术包括骶神经和周围神经电调节、A 型肉毒素膀胱多点注射、逼尿肌横断术、自体膀胱扩大术等，其有效性和安全性尚需进一步观察。

(三)压力性尿失禁

1. 盆底肌训练

盆底肌训练可增强支撑尿道的肌肉力量，是无创性治疗的基础。膀胱或子宫脱垂的女性患者应用子宫托可能有效。

2. **手术**

手术可采取膀胱颈悬吊术、尿道下悬带术和无张力阴道吊带术等，治愈率较高。

(四)充盈性尿失禁

良性前列腺增生所致的出口梗阻依据病情轻重可考虑选择观察等待、药物治疗（α受体阻滞剂或 5α 还原酶抑制剂）、缩小前列腺体积、解除下尿路症状，必要时考虑手术治疗。膀胱收缩无力引起的充盈性尿失禁可以针对病因治疗，晚期需要行导尿或膀胱造瘘术对症治疗，以防止肾盂积水导致的肾功能受损。

（宁晓暄）

第六章　老年多器官功能障碍综合征

老年多器官功能障碍综合征(multiple organ dysfunction syndrome in the elderly, MODSE)是指老年人(≥65岁)在器官老化和患有多种慢性疾病的基础上,因感染、创伤、大手术等诱因的激发,24小时后同时或序贯发生两个或两个以上器官功能障碍或衰竭的临床综合征。MODSE患者病死率高达75%以上,是老年危重患者死亡的主要原因之一。

MODSE与主要由创伤、大手术、感染中毒等外科急症引起的中、青年人中多见的一般多器官功能障碍综合征(multiple organ dysfunction syndrome, MODS)虽有某些相似之处,但在发病基础、致病诱因、临床过程、救治效果等方面均有明显的不同。MODS是指在严重感染、创伤(包括烧伤)、大手术、病理产科及心肺复苏等状态下,机体同时或相继发生两个或两个以上器官系统功能衰竭的临床综合征。患者在发病前大多脏器功能良好,发病后一经治愈,一般不留有器官的永久性损伤,也不转为慢性。MODSE患者是在器官老化、功能低下及多种慢性疾病的基础上,在感染、心脑血管疾病急性发作等诱因作用下,发生多器官功能不全,最终出现器官衰竭,经治疗缓解后慢性疾病仍然存在,器官损害不能完全逆转,所以是一个完全不同于一般MODS的临床综合征。

MODSE的危险因素有:①高龄,>70岁者危险性增加;②慢性器官功能不全;③慢性支气管炎合并肺部感染;④营养状况不良;⑤免疫功能低下;⑥用药不合理,出现不良反应;⑦冬季为发病高峰期。

第一节　MODSE的病因学特点及发病机制

一、病因学特点

(一)发病基础

MODS常见于体格健壮的中青年人,MODSE则常见于那些已有器官功能减退的老年人。据统计,MODSE患者中平均患2.4~2.9种慢性病,最多者为9种,其中以心血管及肺部疾患多见(占MODSE的68.4%)。在MODSE中,原有一个或多个器官功能不全的基础病变者占86.2%,说明MODSE的发生与老年人基础病变密切相关。因此,凡是基础病变严重,出现一个或多个器官功能不全的老年人,应视为易患MODSE的高危患者。

(二)诱发因素

感染(尤其是肺部感染)是MODSE的首要诱发因素,占MODSE的64%~74%,诱发 MODSE 的致病菌大多为革兰氏阴性菌或混合感染。这些细菌耐药性较强，对大多数抗生素不敏感，而且可产生毒力很强的内毒素，可直接损伤肺组织和远隔器官，诱发 MODSE。此外，腹腔、胆道、泌尿系、胃肠道等部位的感染如不及时处理，亦可诱发 MODSE。

慢性病急性发作是 MODSE 的另一主要诱发因素，其中以心脑血管急症多见，约占 MODSE 的 9.3%。其他慢性病，如糖尿病肾病、慢性肾炎、高血压肾小球硬化、慢性肝炎、肝硬化、结核病等，在病情加重或急性发作时，均可直接或间接引发 MODSE。

药物使用不当或药物毒副作用在 MODSE 的诱发因素中占相当比例（5.5% ~ 20%），其中最常见的是选用抗生素不当诱发肾功能衰竭，或肠道菌群失调导致伪膜性肠炎而诱发 MODSE。

营养不良、消化道出血、食物中毒等其他原因也可导致 MODSE 的发生。营养不良在 MODSE 的诱因中占 3.1%，尤其在短期内快速出现体重减轻者，随着营养不良的加重，不仅使机体免疫力逐渐下降，而且各器官的功能也逐渐衰退，最终导致 MODSE。消化道出血和食物中毒引起的体液丢失可引起有效循环血量急剧下降，导致循环障碍（如休克、DIC），诱发 MODSE。

二、发病机制

（一）炎性反应学说

感染和非感染性因素可以启动机体的炎症反应，激活免疫细胞（如中性粒细胞、淋巴细胞、单核巨噬细胞等），释放一系列炎性介质，包括大量的细胞因子和能直接破坏靶组织的蛋白酶（弹性蛋白酶、溶酶体酶、胶原酶等）。这些炎症介质广泛作用于循环、呼吸、代谢、凝血等系统，导致机体出现全身炎症反应综合征（systemic inflammatory response syndrome，SIRS）。SIRS 表现为高代谢（高耗氧量、氧耗与氧供出现病理性依赖、高血糖、蛋白质分解代谢增强出现负氮平衡及高乳酸血症）、高动力循环（高心排血量、低外周阻力）及过度的炎症反应（体温 >38 ℃或 <36 ℃，心率 > 90 次/分，呼吸 > 20 次/分或 $PaCO_2$ < 4.3 kPa，白细胞 >12×10^9/L 或 < 4×10^9/L）。这种失控的炎症反应通过细胞因子或其他介质对靶器官的实质细胞产生毒性，造成细胞损伤。老年人因免疫功能低下，网状内皮系统功能不全和淋巴细胞生成减少，对感染的抵御能力下降，一旦发生感染将迅速蔓延全身，同时机体的炎症细胞的反应性降低，炎性刺激引起炎性介质升高的过程发生缓慢，峰值浓度较低，但持续的时间明显延长，所以血浆炎性介质的浓度不像年轻人在感染初期即明显升高并很快降至正常，也是老年人的感染相对迁延难以愈合的原因之一。

（二）低灌注及再灌注损伤学说

老年人由于动脉粥样硬化、器官老化和慢性病的影响，循环系统的代偿能力明显减退，在低灌注或感染等因素的作用下，大量细胞因子（TNF - α、白细胞介素等）及炎症介质（PGE、TXA_2 等）的释放，致微血管舒缩功能紊乱、血流淤滞、血细胞聚集及微血栓形成，最终引起组织缺血、缺氧。缺血组织再灌注后，组织中次黄嘌呤在黄嘌呤氧化酶作用下生成黄嘌呤和尿酸，同时生成氧自由基，对细胞生物膜结构产生破坏和功能损伤。

（三）肠源性学说

在严重创伤、休克或免疫功能低下时，胃肠道这个最大的贮菌库将成为 MODSE 的中心器官，肠道内细菌和内毒素破坏肠黏膜屏障，并通过损伤的肠道黏膜屏障进入循环，直接损伤器官功能和引起血流动力学改变；内毒素亦可通过白细胞介导引起微血栓（即 DIC）发生，或作为抗原在体内形成免疫复合物沉淀在各器官内皮细胞上，释放毒性介质，致细胞代谢紊乱、变性坏死。

（四）肺启动学说

MODSE 常由肺功能不全引起，肺部感染是主要诱因，因此推测肺脏可能是 MODSE 的始动器官，由肺脏老化及由此引发的一系列病理生理变化可能是启动 MODSE 的基础，据此王士雯教授提出了 MODSE 的肺启动学说。

1. 肺直接启动

肺直接启动由肺直接损伤引起，如肺部感染、误吸等。在肺的直接启动过程中，老年人呼吸道防御能力降低是基础，感染是肺直接启动的主要诱因。

（1）老年人随增龄而肺结构变化，呼吸道防御功能降低，容易发生呼吸道感染。

（2）老年人呼吸道局部的分泌性 IgG 和 T 淋巴细胞数量减少，免疫功能降低，也使得感染不易局限和控制。

（3）肺脏与外环境交通，易受外界致病因素侵袭。同时，呼吸道在解剖上与鼻腔、口腔、咽部以及食管相交通，这些部位本身寄生有大量定殖菌，在老年人会厌反射功能减弱或机体抵抗力减弱时易侵入下呼吸道，引发感染。

（4）老年人常并存基础疾病，如糖尿病、脑血管病、胃食管反流病等，这些疾病也可形成肺部感染发生的基础。

（5）肺泡内有大量的巨噬细胞，当这些细胞受到病原体刺激时，一方面可以产生生物活性介质，活化中性粒细胞和淋巴细胞杀灭病原体；另一方面吞噬凋亡和坏死的中性粒细胞和淋巴细胞，避免这些细胞释放炎性介质造成组织损伤。而目前发现年龄增长可以导致巨噬细胞在受到炎性刺激时凋亡率增加，导致巨噬细胞吞噬病原体和凋亡、坏死炎症细胞的能力降低，这不仅造成感染不易局限，而且容易形成和加重肺组织的局部损伤，并启动全身炎症反应。

2. 肺间接启动

肺间接启动由肺外感染、严重创伤、大手术、休克、大量输血或输液、药物过量、脑血管意外等因素引起，是引起 MODSE 的次要方式。肺组织在结构和生理上易受损伤是基础，肺外器官损伤形成全身炎症反应是肺间接启动的诱因。

（1）肺脏是全身血液的滤过器官，来自不同组织器官的细小栓子、侵入血液的细菌及产生的炎性介质和代谢产物都要经过肺脏的滤过，这为肺脏的损伤创造了条件。

(2)肺脏有丰富的血管床，且血流缓慢，含有丰富的炎性细胞，如巨噬细胞/单核细胞系统，这为炎症反应造成肺脏损伤提供了发病基础，非肺损伤可以诱发肺脏炎性因子释放造成肺损伤。

(3)肺微血管系统的血管内皮细胞是整个肺循环的内衬，其面积大、数量多、代谢活跃、功能复杂，炎性因子极易造成肺血管内皮细胞损伤，加重炎症反应造成的肺组织损伤。

肺启动导致呼吸衰竭，引起器官组织细胞缺氧，代谢功能障碍，造成各器官细胞坏死，序贯性器官功能障碍。同时，严重感染、损伤导致机体处于应激状态，释放大量儿茶酚胺，机体处于高代谢状态，氧耗增加，加剧了组织和细胞缺氧。此外，SIRS引起微循环障碍和线粒体损伤，导致氧利用障碍，使外周氧利用衰竭。缺氧反射性刺激末梢化学感受器，直接作用于血管，使各脏器血流量减少，氧运输能力下降，低氧血症和低血流量使各器官功能进一步降低，形成恶性循环。

第二节　MODSE 的临床特征

老年人因老化和慢性疾病等生理病理变化，故 MODSE 的临床表现与中青年 MODS 有明显不同，呈现以下特征。

一、常在器官功能受损基础上发生

单纯的增龄因素可使老年人各器官功能普遍下降1/3，所患慢性疾病进一步使受累器官功能下降。据统计，我国 MODSE 中，人均患 2.4 种重要的慢性病，多者达 9 种。这些器官一旦受到诱发因素刺激，其功能将急剧恶化，发生连锁反应，导致多器官功能衰竭。

二、感染和基础疾病急性发作是常见诱因

由于老年人器官功能的自然衰退，身体免疫力日渐降低，加上各种慢性疾病(如慢性支气管炎、糖尿病等)的影响，使老年人对致病微生物的抵御能力下降，各系统器官对各种创伤打击的承受能力也进一步降低，因此感染尤其是肺部感染常是主要诱因(占64% ~74%)。慢性病急性发作亦是主要诱因，其中心脑血管急症多见(9.3%)，其他诱因有消化道出血、败血症、手术和创伤、肾毒性药物等。

三、器官衰竭顺序与原患慢性病相关

罹患慢性疾病的患者由于其系统器官原本就存在器官功能障碍或者处于临界状态，一旦受到各种致病因素的打击，可进展为器官功能衰竭。因此衰竭的首发器官和顺序与原有器官功能受损程度密切相关，以肺、心居首，其次为脑、肾、胃肠和肝等。这与老年患者罹患的慢性疾病中以呼吸系统疾病(如 COPD)和心血管疾病(如高血压)最多有关。

四、临床表现不典型，易延误诊治

MODSE 时，其临床表现与衰竭器官受损程度并非平行，病理变化严重但临床表现却较平缓。这是因为机体老化和长期慢性病作用使老年人对病变刺激的阈值升高或反应性降低，以及老年机体免疫能力下降，对长期多种刺激（如低血流灌注、慢性炎症、感染等）产生了一定的耐受性或适应性。如 COPD 患者由于呼吸中枢长期受二氧化碳的刺激而产生耐受性，当因感染导致呼吸功能障碍加重时，可能缺乏发热、呼吸急促等常见症状，病情越重，呼吸显得越"平静"，如果判断不当，极易导致误诊误治。

五、病程迁延，反复发作

中青年 MODS 多在短期内（24~72 小时）几乎同时出现多个器官衰竭，起病急骤，转归较快（1~2 周内恢复或死亡）。MODSE 则多起病隐匿，发病时间（诱因至 MODSE 的时间）约 80% 在 1 周以上，22.1% 在 2 周以上，病程迁延，有时可迁延数月甚至数年，并可反复发作。

六、受累器官多且难以完全逆转

老年患者受累器官明显多于中青年患者，病死率亦随器官衰竭的增多而升高。由于这些器官衰竭多发生在老化和慢性疾病的基础上，其损害程度重且迁延较久，因此很难通过治疗完全逆转。

七、并发消化道出血或肾功能衰竭者病死率高

临床观察到 MODSE 患者出现消化道大出血和肾功能衰竭时病死率显著升高，分别为 96.3% 和 90.5%。

八、临床经过的多样性

根据 MODSE 临床经过的差异，分为三种临床类型。MODSE 与 MODS 均具有其中的 I 型、II 型，而 III 型仅发生在 MODSE。

I 型（速发型或单相型）：多由感染或慢性疾病急性发作首先诱发单一器官功能衰竭，继之在短时间内序贯发生 2 个或 2 个以上器官功能衰竭，经治疗恢复或死亡，占 49.4%。

II 型（迟发型或双相型）：指在单相型基础上，虽能短期内恢复，但经过一个相对稳定的时期后，再次发生多器官衰竭，经救治恢复或死亡，占 32.4%。

III 型（反复型或多相型）：系在双相型基础上，多次发生器官序贯衰竭，最后救活或死亡，占 18.2%。此型仅见于 MODSE。

MODSE 与 MODS 的比较见表 6-1。

表 6-1 MODSE 与 MODS 的比较

项目	MODSE	MODS
年龄	≥60 岁	中青年
主要诱因	肺部感染，心脑血管急症	创伤，手术，败血症，休克
发病基础	器官老化，慢性疾病	无
器官病理变化	明显，复杂(老化和诱因损伤)，不易逆转	较轻，单一(诱因损伤)，可逆转
器官衰竭顺序	有一定预测性，多为肺—心—肾—脑，多在诱因作用或慢性病急性发作(或加重)时出现	肺—肝—脑—心，多由出血、休克等诱因引起
发病方式	若干天后，多先发生 1 个器官衰竭，随后序贯发生 MODS	在几天内几乎同时出现 MODS
临床经过	起病隐匿，病程迁延，反复，病程较长	起病急骤，病程较短
免疫功能	低下	正常
临床分型	Ⅰ型、Ⅱ型和Ⅲ型	Ⅰ型和Ⅱ型
病死率	高	较低
4 个以上器官衰竭	部分可救治成活	全部死亡

第三节　MODSE 的诊断

一、诊断标准

2004 年北京 301 总院老年医学研究所王士雯教授等于《中国危重病急救医学》杂志发表了老年多器官功能不全综合征诊断标准(试行草案)，如表 6-2 所示。

表 6-2 老年多器官功能不全综合征诊断标准

项目	器官功能衰竭前期	器官功能衰竭期
心	新发心律失常，心肌酶正常；劳力性气促，尚无明确心力衰竭体征；肺毛细血管嵌压增高(13 ~ 19 mmHg)(1 mmHg = 0.133 kPa)	心搏量减少(射血分数≤0.40)，肺毛细血管嵌压增高(≥20 mmHg)；有明确的心力衰竭症状和体征
肺	动脉血二氧化碳分压 45 ~ 49 mmHg；动脉血氧饱和度 < 0.90；动脉血 pH 值 7.30 ~ 7.35 或者 7.45 ~ 7.50；200 mmHg < 氧合指数≤300 mmHg；不需用机械通气	动脉血二氧化碳分压≥50 mmHg；动脉血氧饱和度 < 0.80；动脉血 pH 值 < 7.30；氧合指数≤200 mmHg；需用机械通气

项目	器官功能衰竭前期	器官功能衰竭期
肾	尿量 21～40 mL/h，利尿剂冲击后尿量可增加；肌酐 177.0～265.2 μmol/L，尿钠 20～40 mmol/L（或上述指标在原基础上恶化超过 20%）；不需透析治疗	尿量 <20 mL/h，利尿剂效果差；肌酐 >265.2 μmol/L，尿钠 >40 mmol/L（或上述指标在原有基础上恶化超过 20%）；需透析治疗
外周循环	尿量为 20～40 mL/h；平均动脉压 50～60 mmHg 或血压下降 ≥20%，但对血管活性药物治疗反应好；除外血容量不足	尿量 <20 mL/h，肢体冷，有发绀；平均动脉压 <50 mmHg，血压需多种血管活性药物维持，对药物治疗反应差；除外血容量不足
肝脏	总胆红素 35～102 μmol/L；丙氨酸转氨酶升高 ≤正常值 2 倍；或酶胆分离	总胆红素 ≥103 μmol/L 或丙氨酸转氨酶升高超出正常值 2 倍以上；肝性脑病
胃肠	明显腹胀，肠鸣音明显减弱；胆囊炎（非结石性）	腹部高度胀气，肠鸣音近于消失；应激性溃疡出血或穿孔，坏死性肠炎，自发性胆囊穿孔
中枢神经	明显反应迟钝；有定向障碍；格拉斯哥昏迷（Glascow）评分 9～12 分	严重的弥散性神经系统损伤表现；对语言呼叫无反应；对疼痛刺激无反应；Glascow 评分 ≤8 分
凝血功能	血小板计数 $(51～99)×10^9/L$；纤维蛋白原 ≥2～4 g/L；凝血酶原时间（PT）及凝血酶时间（TT）延长量少于 3 秒；D-二聚体升高 <2 倍；无明显出血征象	血小板计数 $≤50×10^9/L$，并进行性下降；纤维蛋白原 <2 g/L；PT 及 TT 延长 3 秒以上；D-二聚体升高 ≥2 倍，全身出血明显

说明：①在诱因刺激下数日内出现 2 个或者 2 个以上器官功能不全或衰竭，诊断为多器官功能不全（衰竭前期/衰竭期）；②如果 2 个或 2 个以上器官功能达到器官功能衰竭前期标准，其他器官功能正常，诊断为多器官功能不全（衰竭期）；③如果 2 个或 2 个以上器官功能达到器官功能衰竭期标准，其他器官功能正常或处于器官功能衰竭前期，诊断为多器官功能不全（衰竭期）；④上述诊断标准每项中异常值超过 2 条以上方可诊断。

对于 MODSE 的诊断，需要强调的是，MODSE 是指在慢性疾病或慢性脏器功能不全的基础上，在某种致病因子的作用下，同时或相继发生 2 个或 2 个以上脏器功能不全或衰竭，其临床表现错综复杂，诊断困难。在诊断中对不属于 MODSE 的情况应予以甄别：①机体遭受急性损伤后，病情持续恶化，24 小时内死亡者，虽然病程中也可能出现一些脏器功能不全或衰竭的症状，但因无短暂间歇期的出现，故不应诊断为MODSE。MODSE 的发生与机体遭受损伤之间必须有一定的时间间隔（>24 小时）。创伤直接所致的 2 个或 2 个以上脏器功能不全或衰竭也不属于 MODSE。②长期慢性疾病逐渐发展而来的多脏器功能低下，如肺心病、肺性脑病、肝肾综合征、肝性脑病、恶病质、肿瘤晚期广泛转移等导致的多脏器功能低下，均不属于 MODSE。③某些局部因素导致的急性脏器功能损伤，如呼吸道分泌物堵塞导致的低氧血症、胆管堵塞导致的黄疸、急性肺水肿导致的低氧血症、临终前的中枢性呼吸抑制或心律失常、一些疾病终末期出现的急性多脏器功能不全或衰竭，都不属于 MODSE 的范畴。

MODSE 的发生必须是机体遭受了感染、创伤或缺血缺氧的打击，这种打击可以是严重的，也可能不甚严重。经积极抗感染和生命支持，患者往往经受住了这种早期打击，但出现了随之而来的"失控性的全身炎症反应"导致的多器官功能不全乃至衰竭。

二、MODSE 的分期

MODSE 分为三期，各期临床指标见表 6-3。

Ⅰ期（MODSE 衰竭前期）：有关器官在老化和慢性疾病基础上已有功能和结构改变，一些反映器官功能的敏感指标已介于正常和异常之间。

Ⅱ期（MODSE 衰竭代偿期）：有关器官已不能维持其正常功能，但病程进展尚不严重，有相当的代偿能力，对治疗反应较好，应不失时机地进行器官功能支持治疗。

Ⅲ期（MODSE 衰竭失代偿期）：有关器官的功能已明显衰竭，对一般药物和治疗措施反应差，但如果能及时采取强有力的治疗措施，如使用呼吸机、血液净化疗法、代谢支持治疗等，仍可能救治恢复，如治疗不及时或措施不当，则器官衰竭进入不可逆阶段，患者将死亡。

表 6-3　MODSE 各期脏器的临床确定指标

器官	Ⅰ期	Ⅱ期	Ⅲ期
心	有器质性心脏病，已引起心肌结构和功能的改变，但无心衰的表现	有间歇性左心和右心衰竭的表现，但对治疗反应好	心输出量减少，血压需要药物维持或有明显心衰症状，对药物治疗反应差
肺	有慢性阻塞性肺疾病，肺功能及血气接近正常范围	短暂性、间歇性 $PaO_2 < 6.67$ kPa，$PaCO_2 > 6.67$ kPa，经治疗可恢复到接近正常范围	呼吸困难伴有精神障碍，$PaO_2 < 6.67$ kPa，$PaCO_2 > 6.67$ kPa，或需要机械辅助通气
肾	有器质性肾脏病，BUN < 7.14 mmol/L，肌酐 < 176.8 μmol/L	有尿素氮波动性升高，BUN >14.3 mmol/L，肌酐 > 265.2 μmol/L，经治疗可好转	不论尿量多少，BUN 持续 > 17.9 mmol/L，肌酐 > 265.2 μmol/L
肝	有慢性肝炎，谷草转氨酶（GOT）、谷丙转氨酶（GPT）波动在正常和轻度异常之间	GOT、GPT 间歇性 > 正常值 2 倍，胆红素 > 3 mg	GOT、GPT 持续性 > 正常值 2 倍，胆红素 > 3 mg，凝血酶原时间 > 20 秒，伴精神意识改变
胃肠	有消化道慢性疾病及出血史，胃液 pH 值≤3	经常反复从胃管内抽出咖啡样物，或少量呕血、便血，胃液 pH 值≤2	消化道难以维持口服食物的消化吸收功能，或胃肠糜烂、溃疡引起出血或穿孔

续表

器官	Ⅰ期	Ⅱ期	Ⅲ期
神经	有脑血管病病史，偶有精神混乱	反应降低、嗜睡或伴有短暂的意识障碍	严重的意识障碍或持续性嗜睡、昏迷、DIC
血液	血小板、白细胞数基本正常	外周血及骨髓穿刺证实有明显异常，但经治疗可恢复到接近正常	血小板 $< 50 \times 10^9 / L$、凝血酶原时间 > 20 秒，纤维蛋白原 < 1.5 g/L，纤维蛋白原降解产物 > 200 mg/L

三、MODSE 的实验室指标

1. 炎性介质

随着免疫学和分子生物学的发展，炎性介质类指标对 MODSE 发生、发展的预测作用成为 MODSE 研究的热点。这些炎性介质包括细胞因子及其受体、黏附分子、C 反应蛋白等。肿瘤坏死因子 $-\alpha$（TNF $-\alpha$）、白细胞介素 -6（IL -6）、白细胞介素 -8（IL -8）、可溶性白细胞介素 -2 受体（sIL -2R）在 MODSE 的危重患者中明显升高，其血清中的水平可以反映病情，预测预后。另外，血清中超敏 C 反应蛋白（hs $-$ CRP）的水平与 MODSE 的发生呈正相关。

2. 甲状腺激素

在老年人非甲状腺疾病（如衰老、营养不良、慢性疾病、手术和危急重症）的患者中常有甲状腺激素水平的下降，主要表现为 T_3 的降低，也称为低 T_3 综合征。而病情更为严重的患者，血清 T_3、T_4 水平均降低。在老年危急重症、老年多器官衰竭的患者中，T_3 和 T_4 水平的动态变化对患者疾病的判断和预后的意义越来越受到大家的重视。资料表明，血清 T_3、T_4 的下降幅度和患者的预后呈正相关。

3. 血小板计数

血小板是反映凝血功能的重要指标，血小板减少与患者疾病严重程度相关。危重患者血小板减少的原因可能与以下因素有关：①危重病患者因遭受缺氧、酸中毒、内毒素、休克等多种因素的打击，使血管内皮受损，血小板过度聚集，外周血血小板消耗与破坏增加；②循环血内各种毒素和炎性细胞因子通过免疫介导的血小板破坏或骨髓抑制导致血小板减少。血小板检查临床采样方便，而且能较准确、敏感地反映危重病患者的病情和预后，因而可作为危重病患者的一个可靠监测指标。

第四节　MODSE 的治疗

一、病因治疗

由于 MODSE 是一个有发生、发展和结局的完整过程，最初针对原发病的治疗实际上也就是 MODSE 治疗的开始，这是必须牢固树立的一个重要的防治观念。

1. 抗生素的应用

感染是引发 MODSE 的主要原因，尤其是肺部感染占首要位置。由于广谱抗生素的广泛应用会扰乱体内微生态平衡致菌群紊乱，感染病原谱的变化及耐药菌株不断出现，导致临床医生仅凭经验治疗失败，故老年人抗生素使用要注意以下几点：①根据细菌培养及药敏试验针对性地选取抗生素，及时留取痰液、尿液等标本极为重要；②院外急性上呼吸道感染以革兰氏阳性球菌常见，可选用青霉素、第一代和第二代头孢菌素或大环内酯类抗生素；③院内感染，尤其是长期住院的慢性阻塞性肺疾病患者，肺部感染常以革兰氏阴性杆菌为多，可选用第三代头孢菌素或喹诺酮类等药物；④口腔卫生差的或吸入性肺炎的老年人常以厌氧菌为主的混合性感染多见，可将甲硝唑与头孢菌素等抗生素联合使用；⑤建立人工气道或气管切开术后的肺部感染常以铜绿假单胞菌或其他假单胞菌感染为主，可选用哌拉西林、氨曲南、头孢他啶；⑥长期反复或大量应用抗生素的老年人应注意真菌感染，可选用三唑类(氟康唑等)或棘白菌素类(卡泊芬净等)，新型隐球菌或毛霉菌感染可加用两性霉素 B 气管内雾化。

2. 预防和治疗全身炎症反应

(1)治疗内毒素血症：内毒素是引发 MODSE 的重要机制之一，乳果糖、新霉素有直接对抗内毒素、杀灭肠道内细菌、减少内毒素来源的作用。此外，亦有多种拮抗内毒素的抗体复合物的研制，如拮抗内毒素核心部位的单抗和多抗等。

(2)适当抑制炎性介质：动物和临床研究发现，单克隆抗 TNF-α 抗体、IL-1 受体拮抗剂等有拮抗炎性介质的作用。我国现已研制成功既有强效广谱拮抗内毒素作用，又有强效拮抗炎性介质 TNF-α 作用的血必净注射液，与抗生素合用可以起到对细菌、毒素、炎性介质并治作用。此外，炎性介质抑制剂吲哚美辛、布洛芬可减少前列腺素合成，异吡唑可抑制血栓素生成。

(3)血液净化疗法：连续性肾脏替代治疗(continuous renal replacement therapy, CRRT)可以清除炎性介质、细胞因子以及各种代谢产物、毒物，延缓这类因子导致的多脏器功能损伤；同时可保证患者血流动力学的稳定，纠正水、电解质及酸碱平衡紊乱；亦可清除心肌抑制因子，继而阻止补体活化，有利于营养支持治疗。目前，CRRT 已成为临床上减轻炎性反应、阻断 MODSE 恶化的重要措施之一，对伴有心功能不全的 MODSE 患者尤为适用。

(4)免疫治疗：现代免疫治疗的目的是设法阻断机体由免疫中间产物所致炎症反应或抑制炎性介质的瀑布效应，同时积极帮助恢复机体自身的免疫调控能力和纠正"免疫麻痹"状态。最有效的方法是尽可能早期阻止或消除多种致病因素对宿主异常炎症反应和免疫功能的激活。应用大剂量多价免疫球蛋白和可溶性补体、受体中和循环内毒素、外毒素，以防止巨噬细胞的过度活化；注射胸腺肽类激素、γ-干扰素、粒细胞集落刺激因子来增强细胞介导的特异免疫反应，以克服创伤后的免疫功能障碍，重建细胞免疫功能。我国对免疫功能低下老年人建议行提高免疫功能的长程治疗，如应用核酪、卡介苗、多抗甲素、干扰素等。运用中医药理论和方法也可能具有其独特的疗效。

二、代谢支持

MODSE 发生时，机体严重缺氧和高代谢状态可引起营养不良和代谢障碍，若得不到及时纠正，病情将进一步恶化，导致全身组织细胞发生不可逆的损伤。

1. 提高氧运输，改善组织细胞缺氧

氧输送不足在器官功能衰竭发生、发展过程中有重要意义，提高足够的氧灌注可能是避免 MODSE 的发生或将 MODSE 减轻至最低程度的关键措施，建议持续保持系统氧输送量高于生理需要量，则能提高此类患者的存活率。

2. 营养支持

MODSE 时，全身代谢系统经历了代偿性高代谢到失控的代谢衰竭，出现高分解代谢和免疫抑制、肌肉萎缩到器官衰竭，故积极的营养与代谢支持是本病的重要治疗措施之一。应给予高热量、高蛋白，一般以葡萄糖和脂肪乳为能源底物，足量的维生素和微量元素有助于生理功能调节。加用氨基酸，以促进蛋白质的合成。胃肠营养更符合生理需要，优于全胃肠外营养，是营养支持的重要途径。高蛋白的胃肠营养能提高全身免疫力，降低感染率，防止胃肠黏膜萎缩，维持肠黏膜屏障功能，防止肠道菌群失调。谷氨酰胺和短链脂肪酸是保证肠黏膜屏障完整的必要营养物，也是免疫细胞调控炎症反应的重要物质。

三、器官功能的维护

1. 呼吸功能的维护和治疗

（1）吸氧：氧疗是维护呼吸功能、治疗呼吸衰竭的必要手段，目的是提高氧分压，减低呼吸肌和心脏负荷。I 型呼吸衰竭应高浓度吸氧，II 型呼吸衰竭应持续低流量、低浓度吸氧，急性呼吸窘迫综合征患者应采用呼气末正压通气（PEEP）吸氧。

（2）维持气道通畅：在气道通畅的基础上，可酌情应用呼吸兴奋剂。对通气不足、难以纠正的低氧血症伴二氧化碳潴留者应及早行机械通气。

（3）处理好机械通气导致血压下降引起器官低灌注的矛盾（可给予循环支持，加用小量多巴胺或多巴酚丁胺维持血压，或降低通气指标，采用最佳 PEEP 值，从 0.5 kPa 开始，每次增加 0.25 kPa，达 1.0 ~ 1.5 kPa）。

（4）积极抗感染的同时可酌情给予肾上腺皮质激素，以减轻肺毛细血管通透性。

（5）及时纠正酸碱失衡和电解质紊乱，以补充足够的能量和水分。

2. 循环功能的维护和治疗

（1）密切监测血压、心率等生命体征变化及周围循环状态。

（2）维持有效血容量，严格记录液体出入量，动态监测中心静脉压。

（3）加强抗心衰治疗，可联合应用洋地黄、利尿剂、ACEI 和 β 受体阻滞剂。

（4）及早纠正低血压及低灌注状态，可给予多巴胺 0.5 ~ 3.0 μg/（kg·min）或多巴酚丁胺 2.5 ~ 10 μg/（kg·min），处理好低血容量与心衰的矛盾。

3. 肝功能的维护和治疗

（1）补充足够的高热能以及丰富的维生素、ATP 和植物蛋白。

（2）输入高支链氨基酸和低脂饮食。

（3）可给予胰高血糖素－胰岛素疗法，或应用前列腺素 E，对肿瘤坏死因子所致的肝细胞坏死有保护作用。

（4）避免使用肝毒性药物。

4. 肾功能的维护和治疗

（1）及时纠正低氧血症，缓解肾血管强烈痉挛所致的少尿、无尿是维护肾功能的关键措施。

（2）血容量补充后，每小时尿量仍少于 0.5 mL/kg，应及早应用利尿剂及血管扩张剂。

（3）已进入少尿期的患者应限制入量，每日入量约为前一日液体出量 + 500 mL。

（4）严密观察血尿素氮（BUN）、肌酐（Cr）变化，连续性肾脏替代治疗（CRRT）可清除毒素和炎性介质，消除水肿，纠正酸碱失衡和电解质紊乱，改善心功能，无疑是最佳透析疗法。腹膜透析是利用人体自身结构达到血液净化，而不必全身肝素化，不需要特殊设备，应用于老年人也是安全方便的。

（5）避免使用对肾脏有毒性的药物。

（6）加强营养支持，原则上采用高热量、低蛋白、低钠、低钾饮食。

5. 消化功能的维护和治疗

（1）H_2 受体拮抗剂的应用，可给予奥美拉唑或雷尼替丁。

（2）放置胃管防止胃扩张，观察出血情况。局部应用冰盐水、肾上腺素盐水洗胃或局部应用凝血酶、凝胶海绵。

（3）内镜下电灼止血。

（4）输少量新鲜血，尽量避免应用大量静脉止血药所引起的心、脑血管闭塞性病变的危险。

6. 中枢神经系统功能的维护和治疗

（1）吸氧或高压氧舱治疗。

（2）降低颅内压及治疗脑水肿。

（3）使用保护脑细胞的药物。

第五节　MODSE 的预防及预后

一、MODSE 的预防

（1）定期全面查体，老年人每年至少一次，动态监测各个重要器官的功能指标，及早发现潜在的疾病。

（2）对原发病和慢性疾病进行积极治疗，有效控制病情进展，阻断危重病理过程的发展。

（3）对已有脏器功能受损、营养状况不良或免疫功能低下者，平时加强营养支持和免疫功能的调理。一旦有重症感染，除及早进行抗感染治疗外，应及时加强各器官功能的指标监测，以便及时、有效地控制 MODSE 的发生。

（4）平时适当进行户外锻炼，预防感冒。每当入冬换季，针对老年人不同情况及易感人群进行积极防护，可提前给予核酪、球蛋白，接种流感疫苗。近来问世的一种新的无抗原的生物免疫调节兴奋剂必思添，能增强巨噬细胞的趋化作用和杀菌作用，并可增强抗体和细胞免疫功能，对反复呼吸道感染具有明显的预防作用。

MODSE 是一种病情复杂、病死率高的危重急症，治疗手段复杂且难度大，需多学科密切配合，预防是关键，治疗时既要抓住主要矛盾、统筹兼顾、通观全局，又要细微调理、中西医结合、合理用药。只有这样，才能不断提高其救治成功率。

二、MODSE 的预后

MODSE 患者的病死率高，国内报道为 70% ~ 100%，病死率随增龄而上升，且与器官衰竭数目呈正相关。在相同数量的器官发生衰竭时，老年人存活时间较中青年人长，例如 4 个或 4 个以上器官衰竭者中，中青年组病死率为 100%，老年组有 15% ~ 19% 可存活，有的甚至可生存 10 年以上，提示老年人 4 个以上器官衰竭者仍有存活希望，应积极抢救。在 MODSE 中，心肺衰竭发生率较高，但预后较好；肾、脑或胃肠衰竭预后不佳，病死率可达 90% 以上，应引起足够重视。

（宁晓暄）

第七章　老年器官功能康复

我国已经进入老龄化社会。民政部 2018 年公布的数据显示，2017 年我国 60 周岁及以上老龄人口已超过 2.4 亿，占总人口的 17.3%。国家统计局最新发布的人口统计数据显示，2025 年老年人口将突破 3 亿，2040 年将突破 4 亿，2050 年将达到峰值的 4.7 亿左右。老年人的身体各项功能下降、组织器官有不同程度的老化与衰退，导致伤病缠身，多病共存，严重的甚至可致残，会明显影响其生活自理能力。老年人群因病和创伤残疾患病率随年龄增加而逐渐上升，随之而来的是需要康复的老年人数量也逐渐增加。一般导致身体残疾需要康复的骨关节炎、卒中和髋部骨折等疾病主要发生于老年人群。

老年康复医学是一门独立的学科，是老年医学与康复医学的交叉学科，以康复治疗方法为主，目的是改善功能，使患者尽可能恢复到最佳功能状态。

第一节　老年疾病康复概述

老年疾病的康复主要包括两方面内容：疾病及功能状态的评估和康复治疗。

一、老年人伤病后康复开始的时机及评估

老年人伤病后要进行全面评估，并尽早进行康复治疗。例如，老年患者脑卒中后应待病情稳定后尽快进行各种康复治疗，包括肢体训练、语言及吞咽功能训练、针灸等，没有并发症的心肌梗死患者应该尽早活动。

老年和老年前期患者（一般认为年龄在 45～59 岁为老年前期），凡有明确的残疾或功能障碍、慢性病以及年迈体衰等情况，均应进行康复评估和治疗。老年人需要进行康复评估和治疗的主要疾患有关节炎、颅脑损伤、脊髓损伤、下肢损伤、脑卒中、心脏病、骨折、慢性肺病、抑郁症、帕金森综合征、平衡障碍与跌倒、听力障碍、视力障碍、排尿障碍、排便障碍、焦虑、交流障碍、痴呆、压疮、记忆障碍、腰背部疼痛、下肢截肢等。

老年康复评估主要评估损伤程度和日常生活活动。评估损伤程度的量表主要评估功能和认知受到损伤的程度，常用的有脊髓损伤程度量表、躯干上下肢损伤 Fugl - Meye 量表、外伤性脑损伤认知量表、韦斯特米德创伤后遗忘评分、肌力测试、改良 Ashworth 痉挛量表以及蒙特利尔认知评估量表等。评估老年人日常生活活动的量表包括改良巴赛尔指数、功能独立性测量、改良的功能性行走分类及行走计时测试等。

二、老年疾病的康复技术和方法

老年疾病康复技术和方法的选择主要取决于所患疾病和康复医疗机构的条件。广

义上讲，老年疾病各种处理和治疗手段都属于康复技术和方法范畴，如慢性阻塞性肺疾病的康复治疗包括戒烟、各种药物、吸氧、呼吸机、呼吸肌锻炼、排痰仪等。狭义的康复技术和方法是康复设备的使用和各种具体康复手段，如慢性阻塞性肺疾病的狭义康复治疗只包括呼吸肌锻炼、排痰仪和理疗仪等。

危重卧床的老年患者可能需要一些辅助设备进行康复治疗，如小夹板、压力睡衣、压力缓解充气垫、老年座椅、高靠背轮椅、可折叠轮椅、呼叫铃、轮式学步机、旋转床、咳痰辅助仪、助听器，甚至是使用智能机器人辅助日常工作。

三、老年疾病康复的注意事项

（1）老年疾病康复既要遵循尽早开始康复治疗的通用原则，还要注意其自身特点。

（2）老年疾病的特殊性导致了老年康复的复杂性、长期性、连续性以及老年康复照料者的重要性。

（3）老年康复体系：老年康复在国内外一些国家已经有了比较完整的体系，包含专业机构康复、社区康复和其他形式康复等。

（4）对老年人要有耐心，积极鼓励其参与康复计划。

（5）要重视传统康复治疗，如针灸、太极拳、气功和瑜伽等。

第二节　常见老年疾病的康复

老年疾病的康复治疗涉及面广，现将老年常见疾病的康复治疗进行简单介绍。

一、脑卒中的康复

脑卒中康复治疗对功能受损患者的治疗有重要作用。早期被动运动有助于防止挛缩；主动运动与被动运动有协同作用，可增加肌力和改善协调性；职业治疗可改善患者的运动技能；言语治疗可改善失语症或构音障碍患者的表达能力。

（一）临床表现

（1）运动障碍：大脑前动脉梗死主要表现为对侧下肢重于上肢的偏瘫，病变对侧下肢无力，上肢轻微无力，病变对侧伸展过度性强直；大脑中动脉梗死表现为病变对侧偏瘫；出血性脑卒中表现为病变对侧偏瘫。

（2）感知觉障碍：大脑前动脉梗死表现为病变对侧下肢感觉丧失；大脑中动脉梗死表现为病变对侧半身感觉丧失；大脑后动脉梗死表现为丘脑综合征，即对侧感觉紊乱，随后出现自发疼痛和疼痛过敏；小脑后下动脉或椎动脉分支前的梗死表现为眩晕和眼震，同侧脊髓丘脑感觉丧失，累及面部的感觉丧失，吞咽困难，肢体共济失调和霍纳综合征；双侧椎动脉或基底动脉闭塞可以表现为昏迷，瞳孔呈针尖大小，四肢瘫和各种颅神经异常等。

（3）认知障碍：双侧大脑前动脉梗死可表现为行为异常和记忆紊乱。

（4）语言障碍（失语症）：大脑中动脉梗死为优势半球病变，表现为完全失语；部分基底动脉闭塞可以表现为构音障碍。

（5）吞咽困难：小脑后下动脉或椎动脉分支前的梗死表现为吞咽困难。

（6）心理情绪障碍。

（7）日常生活活动能力障碍。

（二）影像学检查

CT、MRI检查为老年脑卒中诊断不可缺少的影像学检查。

（三）评估

（1）躯体功能评估：包括肌张力分级、改良Ashworth评定痉挛、肌力和平衡步行能力的评估。

（2）语言功能评估。

（3）心理精神评估。

（4）日常生活活动能力评定：巴赛尔指数。

（四）康复治疗

1. 康复治疗的方法

（1）运动体力活动训练：运动技能练习可以改善患者肌力和协调性，可能改善吞咽功能，机动训练可使用运动辅助设备（如拐杖、学步机、轮椅和踝固定器），踝固定器可以强壮踝，有助于支撑机体而重新学步。强制性运动疗法通过抑制健侧的肢体，使患病肢体运动以改善患肢功能；运动范围治疗可以缓解肌肉痉挛，有助于活动范围的扩大。

（2）认知和情感活动治疗方法：认知障碍治疗（即职业治疗和言语治疗）有助于丧失认知能力（如记忆、解决问题的能力，判断力和安全意识）的改善；治疗沟通障碍（即言语治疗）可帮助患者恢复失去的说话、听力、写作和理解能力；药物治疗可以改善认知和情感。

（3）试验疗法：无创性脑刺激（如经颅磁刺激等技术）可帮助患者提高各种运动技能；正在研究的干细胞等生物疗法只能作为临床试验的一部分；中医按摩、针灸和氧气疗法等也是可选择的方法和手段。

2. 康复治疗的时机

越早开始脑卒中的康复治疗，越有可能恢复患者失去的能力和技能。住院期间，一般在卒中后24～48小时开始康复治疗。

3. 脑卒中康复需要的时间

脑卒中康复的持续时间取决于卒中的严重程度和相关并发症。虽然有部分老年脑卒中患者康复得很快，但大多数人需要长期康复，可能需要数月或数年。

4. 脑卒中多学科康复治疗

脑卒中康复治疗的人员包括多学科医师、康复护士、物理治疗师、职业治疗师、言语和语言病理学家、社会工作者、心理学家、治疗娱乐专家和职业顾问等。

二、心血管疾病的康复

心血管疾病为老年人最常见的疾病，且为老年患者主要的死亡原因。在我国，每年死于脑血管和心血管疾病的老年人有 300 多万。康复治疗可改善老年心血管疾病患者的生活质量，并延长其寿命。多种老年心血管疾病可从康复治疗中获益，如急性心肌梗死、冠状动脉粥样硬化心脏病、心力衰竭、外周动脉粥样硬化性疾病、心绞痛、心肌病、先天性心脏病、冠状动脉搭桥术和经皮冠状动脉介入治疗血管成形术后、支架植入后、心肺移植、心脏瓣膜疾病瓣膜置换、起搏器植入后、植入型心律转复除颤器植入后及肺动脉高压等。

老年心血管疾病的康复治疗要选择合适的人群进行，制订康复计划，选择合适的目标进行康复训练。心血管疾病的康复内容包括：①康复前的医学评估。心血管并发症的危险因素评估，特别是在运动过程中出现的危险因素评估很重要，康复训练要确保老年患者安全有效。②体育锻炼。通过体育锻炼可以改善老年心血管疾病患者的生活质量，建议患者选择活动量小的活动，以降低风险、减轻活动损伤，如骑自行车、慢跑等。通过每周 3 次或 3 次以上的体育活动来改善患者的生活质量，并教会患者做好准备运动（如运动前热身等）。③健康生活方式的教育。对患者进行健康生活方式的教育非常重要，如饮食规律、运动、保持合适的体重、戒烟等，尤其在对老年高血压病、冠心病、高脂血症患者进行健康教育时，要让患者认识到健康生活方式在疾病中所起的重要作用。④社会、心理各方面的支持和调整。

多种心血管疾病都需要康复治疗，下面选择 ST 段抬高心肌梗死（STEMI）的康复作为重点进行介绍。

过去 STEMI 的治疗需要绝对卧床，禁止各种活动，而现在 STEMI 发生后，康复计划应该逐步开始，康复治疗前要进行全面评估，包括症状、体征、心电图、心肌酶谱、超声影像等。STEMI 最初的几小时活动会增加心脏做功，从而会扩大梗死面积。因此，STEMI 患者应在最初的 6～12 小时绝对卧床休息。然而在没有并发症的情况下，24 小时内老年 STEMI 患者应该在严密的监督下，可将脚放在床边坐立，或坐在椅子上。这种做法有两种益处，即老年患者心理得到安慰和肺毛细血管楔压降低。在患者没有低血压和其他并发症的情况下，第二天或第三天可在房间里走动，逐渐增加活动量和次数，可以淋浴，或站在水池旁洗澡。第三天，患者应该增加活动，逐步达到每天至少做 3 次 185 m 的活动目标。STEMI 发生后，在最初的 4～12 小时内有呕吐和误吸的危险，患者应该禁食，或只吃少量清淡饮食，应控制脂肪总热量＜30%，胆固醇含量不超过 300 mg/d，碳水化合物应占总热量的 50%～55%。饮食应以富含钾、镁和纤维为主。卧床休息与使用麻醉药物止痛往往会导致便秘，常常需要准备床头大便器，并嘱患者进食富含纤维的食物以及使用大便软化剂。

三、老年慢性阻塞性肺疾病的康复

老年人患有慢性阻塞性肺疾病后，日常活动（如散步或爬楼梯）变得更为困难。肺康复很有必要。慢性阻塞性肺疾病的康复包括锻炼、呼吸技巧、营养、放松以及改善慢性阻塞性肺疾病患者的生活等。肺康复有助于老年患者呼吸更轻松，可改善患者的生活质量。此外，肺康复可以帮助患者增强肌肉力量，减少焦虑或抑郁症状，并使老年患者更容易管理日常活动、工作、郊游或喜欢的社交活动。患者可以在医院或院外进行肺康复，也可以在家进行呼吸练习，根据老年患者的需要，设计个人的肺康复计划。肺康复几乎没有风险，运动过程中的身体活动也很少会出现问题，如肌肉和骨骼受伤等。如果在医生监视下仍出现了严重问题，则应立即停止体力活动，并给予适当的治疗。肺康复治疗需要多学科团队参与制订康复计划，包括医师、护士、呼吸治疗师、物理治疗师、营养师、心理学专家或社会工作者等。

肺康复期间，可让老年患者学习一些特殊的技巧（如缩唇呼吸）。缩唇呼吸是典型的肺康复治疗手段，是慢性阻塞性肺疾病患者不自觉的一种呼吸方式：快速深吸一口气，把嘴唇缩成吹口哨的形状（或鱼嘴状），然后一点点地把气呼出来。吸气时用鼻子，呼气时将口收拢为吹口哨状，慢慢呼气，吸气和呼气的时间比以 1:2 进行，以慢慢达到 1:4 为目标。慢性阻塞性肺疾病患者由于慢性气道炎症，使小气道存在功能障碍，肺泡融合。患者呼气时小气道塌陷、闭塞，导致患者肺内气体不能呼出，二氧化碳潴留，造成 II 型呼吸衰竭。患者不自觉的缩唇呼吸是通过缩唇呼吸形成呼气时气管呼气的正压力，帮助患者把小气道打开，从而更好地把肺内的气体呼出去，这也是治疗慢阻肺无创呼吸机的主要原理。慢性阻塞性肺疾病的健康教育是让老年患者了解呼吸系统疾病的知识、有效的服药方法，学会及早发现急性突发病情变化的迹象和预兆，并制订一个避免或管理突发事件的计划。如果患者吸烟，则应帮助其戒烟。可以通过寻找更简单的方法来完成日常生活，从而学会如何保存精力和体力，以避免出现气短。运动训练可加强患者的背部、手臂和腿部力量，以及参与呼吸的肌肉力量，还可以帮助患者建立耐力和灵活性，更容易完成日常活动和患者喜欢的事情。

四、老年骨关节疾病的康复

（一）颈椎病

颈椎有严重脊髓损伤的老年患者，颈椎固定是保守康复治疗的主要手段。固定可以限制颈部的运动，从而减少病变组织对神经根的刺激。软颈圈建议只白天使用，但其不能明显限制颈椎的运动。坚硬的矫形器可以显著固定颈椎。机械牵引是一种应用广泛的康复技术。在颈椎病患者中提倡进行颈椎锻炼。被动方式通常是通过体表设备（如湿热包）或深层传热机制（如超声、透热）将热量应用于颈部组织。手法治疗，如推拿按摩、活动等可缓解颈椎病患者的痛苦。手动牵引可能比机械牵引耐受性更好，然而手动牵引也有禁忌证，包括脊髓病、严重退行性变、骨折或脱位、感染、恶性肿瘤、韧带不稳和椎基底动脉供血不足。

（二）肩周炎（冻结肩）

肩周炎是肩关节周围炎的简称，因 50 岁左右为其高发年龄，故又俗称"五十肩"。

肩周炎以中老年人多见，一般可分为急性期、慢性期和恢复（缓解）期三个阶段。肩周炎起病急，疼痛剧烈，肩部肌肉呈保护性痉挛，致肩关节活动受限。急性期一般持续2~3周后可进入慢性期，但多数患者无明显急性期，起病缓慢。慢性期疼痛症状比急性期轻，但挛缩加重，肩关节呈冻结状态，致使穿衣、梳头甚至便后擦手纸等动作均感困难，经过数月至一年后，逐渐进入恢复期，炎症、粘连等病变逐渐改善，疼痛逐渐减轻，活动功能逐渐恢复，病程一般要持续1~2年。急性期康复以止痛为主，可使用非甾体抗炎药，如消炎痛、扶他林、芬必得等，有较好的抗炎镇痛效果。此外，进行关节内或局部压痛点激素封闭治疗以及用三角巾吊起患肢制动，也有一定的止痛效果。进入慢性期后，可嘱患者做适当的肩部功能锻炼，以防止关节挛缩加重；亦可嘱患者取弯腰位，将患臂下垂，做前后、左右摆动或画圈动作，待活动范围改善后，可利用双手爬墙动作牵拉肩部，使手臂逐步上举。此外，理疗、针灸、推拿、关节内注射（激素和利多卡因）、行压力扩张（盂肱关节）关节囊亦有一定疗效。在疼痛基本缓解后，要加强肩部的功能锻炼，积极恢复肩部的活动功能。对少数肩部活动严重受限者，可在麻醉下先用手法松解粘连，然后进行肩部的功能锻炼。

（三）老年膝关节炎

膝关节炎是一种以膝关节退行性病理改变为基础的疾患，多见于中老年人群，表现为膝盖红、肿、痛，上下楼梯痛，坐起立行时膝部酸痛不适等。有些老年患者表现为肿胀、弹响、积液等，如不及时治疗，则会引起关节畸形、残废。部分患者在膝关节部位还常伴有膝关节滑膜炎、韧带损伤、半月板损伤、膝关节游离体、腘窝囊肿、髌骨软化、膝内/外翻等关节病变。膝关节炎的发生一般由膝关节退行性病变、外伤、过度劳累等因素引起。多数膝关节炎患者初期症状较轻，若不接受治疗，病情会逐渐加重。需要注意的是，膝关节僵硬、发冷也是膝关节炎的症状。膝关节炎可通过体格检查、影像学检查（如X线、磁共振成像）等进行诊断。膝关节炎的康复治疗重点是要防止软骨的进一步磨损。①软骨保护剂（如硫酸氨基葡萄糖）能促进软骨的合成，抑制关节软骨的分解，同时还具有抗炎作用。此外，硫酸氨基葡萄糖中富含的硫酸根也是合成软骨基质的必需成分之一。此类药物能够缓解疼痛症状，改善关节功能，长期服用还能够延缓关节结构的破坏。硫酸氨基葡萄糖起效较慢，但药物安全性较好，适合作为膝关节炎的基础治疗用药长期服用。②康复锻炼：肌肉锻炼主要是进行大腿股四头肌的锻炼，通过运动增加膝关节的稳定性，包括股四头肌等长收缩训练（如直腿抬高练习和面壁蹲墙训练）、非负重关节练习（指在无或低负荷的情况下进行膝关节屈伸）、内外旋转等功能练习。预防膝关节炎要从日常生活做起，避免长时间处于一种姿势，更不要盲目地反复屈伸膝关节、揉按髌骨，尽量减少上下台阶等使膝关节屈曲及负重的运动，以减少关节软骨的磨损。

五、其他老年疾病的康复

对于老年人来说，适度锻炼可降低其患癌症的风险，尤其是有氧运动，可增强机体免疫功能，使黑色素瘤、乳腺癌、结肠癌、前列腺癌和胰腺癌的患病风险降低。但应注意的是，如果患者长期暴露在太阳光下运动，会增加患皮肤癌的风险。此外，适度的运动锻炼可以控制或减轻化疗期间的恶心症状，还可以改善疲劳，提高癌症患者对生活的满意度。锻炼的方法和形式是多种多样的，从被动运动到力量训练，包括平衡和步态等。

老年人若因外周血管疾病而截肢，术后应着重于对截肢水肿的防治及护理，恢复自我照顾。假肢训练始于评估假体的适合性和功能。基础护理包括让患者从一端走到另一端，站立，或者不使用辅助设备等。需要说明的是，一些老年患者截肢后通过康复护理，可以完全恢复生活自理能力，包括驾驶汽车和参加各种娱乐活动等。

（高建苑）

第八章 老年患者的舒缓医疗与临终关怀

第一节 概　论

一、舒缓医疗与临终关怀的概念

舒缓医疗(hospice，palliative care)是一个多学科的治疗，主要目标是缓解症状，尽可能提供给患者和家属获得最佳生活质量。世界卫生组织(WHO)对舒缓医疗的定义为：对治愈性治疗无反应的患者，进行积极整体照顾，包括疼痛及其他症状的控制，重视和解决患者心理、社会和精神方面的问题。它涉及正规的症状评估和治疗，为患者及其照顾者提供实用性的支持，动用社区援助和资源确保患者具有舒心和安全的生活环境，采用医疗协作和无缝模式(医院、家庭、养老院和临终关怀)。舒缓医疗经过40多年的发展，目前在国外已经发展成熟，形成舒缓医学专科。它是各种症状控制的知识与技巧不断成熟的专业，也是医护人员必修的科目。

WHO指出，临终关怀是指对无治疗希望、生存时间有限(6个月或更少)的患者提供综合性的照护服务，以减轻其生理痛苦和心理恐惧，其目的既不是治疗疾病或延长生命，也不是加速死亡，而是改善患者余寿的质量。它是一门新兴的边缘学科，涉及医学、心理学、社会学、护理学和伦理学等。

舒缓医疗与临终关怀都是提高生活质量、体现人文关怀的重要手段，但二者的区别在于：第一，从阶段上来说，临终关怀更侧重于疾病终末期患者的处理，情感和心理方面的护理所占成分更多；而舒缓医疗则贯穿于整个肿瘤或其他疾病临床治疗过程的始终，可与手术、化疗、放疗等同步进行。第二，从内容上来看，常规意义上的临终关怀已不包含有常规抗肿瘤及其他疾病病因的治疗，而舒缓医疗常含有手术、化疗及放疗等舒缓的治疗手段。总之，舒缓医疗是在临终关怀基础上发展起来的更现代、更科学的医学分类(图8-1)。

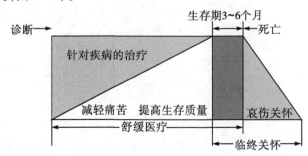

图8-1　舒缓医疗完整的模式

二、舒缓医疗与临终关怀的任务与原则

（1）舒缓医疗的基本任务是要帮助人们从严重的疾病中解脱出来，支持人们与晚期疾病所面临的死亡斗争，寻求临终时的平静与尊严。

（2）止痛和症状的控制：疼痛缓解和症状控制是很重要的。许多临床试验均已证明，对晚期癌症患者的疼痛和症状的控制不仅可以缓解患者的痛苦和提高其生活质量，还可以适当延长其生存时间。

（3）生命和死亡都是自然过程，既不加速，也不拖延。舒缓医疗包含的治疗理念并不是过度医疗，生命和死亡都是自然过程，一旦患者确诊为不可治愈的疾病，而且处于疾病终末期的时候，我们不应该加速其死亡，也不应该拖延这样一个不可避免的过程。

（4）社会心理的支持和精神需求：在我国临床实践中，对老年患者的精神心理关怀重视不够，我们需要建立一个多学科团队，帮助老年患者缓解心理上的焦虑和抑郁情绪，这也能在很大程度上促进患者其他症状的缓解。

（5）帮助亲属应对患者的疾病、死亡及其自身的悲伤。临终关怀中的居丧照护服务通常是从临终患者进入濒死期开始的，即开始协助临终患者家属做好后事准备，在患者去世后，协助办理丧葬事宜，并重点做好家属的居丧辅导工作。根据国外的经验，对家属的居丧辅导工作一般需持续 1 年的时间。

三、临终关怀的准入标准

临终关怀服务包括准入、实施、效果评价三个阶段。准入是实施临终关怀服务及评价服务效果的基础。临终患者生存期的准确判断是构建临终关怀准入系统的核心技术问题。生存期的判断一直是国内外研究的热点，较准确地判断患者的生存期可起到以下作用。

（1）正确预测生存期是临终关怀准入的基础。

（2）它也可以帮助医护人员决定临终关怀的介入时机，使患者免于接受无用的过度治疗，有利于医疗资源的优化配置。

（3）它可以调适患者面对死亡的心路历程，协助家人完成后事安排，让患者安详地接受死亡。

目前癌症患者生存期的判定比较困难，临床医生一般根据自身经验进行评估。国外对临终关怀准入的评估工具进行了很多研究，有一些国家制定了准入系统。如美国将临终患者定义为已无治疗意义，预计生存期为 6 个月以内的患者，并规定医护人员、患者、家属等都可进行临终关怀准入的推荐。日本前期以患者预计生存 2 ~ 6 个月为临终阶段，2007 年进行了修改，规定不以患者疾病阶段作为准入的限制，而是依据患者存在的临终关怀需求。目前国内相关研究较少，也没有明确的准入标准。

第二节　认识死亡

一、死亡教育

死亡教育（death education）就是认识和对待死亡的教育，它从医学、哲学、心理学、法学、社会学、伦理学等不同方面促进人们对死亡和濒死的正确认识，让人们具有健康而积极的生命观。当针对癌症或其他末期疾病的治疗不再有效时，在某种程度上意味着痛苦、衰竭和死亡，面对不能治愈的现实，选择合适的时机和方式告知患者实情并引导他们讨论死亡相关的问题，尊重他们对临终或濒死阶段的治疗和抢救措施的意见，允许自然死亡，制订出遗嘱，安排好后事，临终患者在生命的最后阶段才可以感受到尊重和关怀。

二、老年人对死亡的态度

老年人随着身体功能的衰退和丧失，心理与精神状态方面的变迁，他们通常比年轻人更害怕和回避死亡。但也有的学者研究认为，老年人因为都有亲人或朋友的死亡经历，会经常思考有关死亡的相关问题，反而不害怕和回避死亡的问题。他们会客观面对和接受死亡的事实。一般老年人对死亡和濒死会有以下表现。

1. 理智对待

当面对死亡将要到来之时，他们会客观对待，安排好家庭、工作及身后之事。

2. 积极面对

这类老年人有强烈的生存意识，会想尽办法努力延长生命，以坚强的毅力与疾病做斗争。

3. 接纳死亡

很多有宗教信仰的老年人把死亡看成是自然规律，认为死亡是到另外一个世界获得重生。

4. 解脱

有些老年人由于心理、精神等方面的问题，造成他们对生活已经没有兴趣、悲观失望，不再留恋生活，认为死亡是一种解脱。

5. 恐惧死亡

一些老年人十分惧怕死亡，过分珍惜生命，他们不想失去美好的生活，想尽方法寻求起死回生的治疗方法来挽救生命。

三、对老年人的死亡教育

老年人面临死亡的威胁高于其他人，他们通常更害怕死亡和回避死亡。讳死传统文化对老年人的影响根深蒂固，但是死亡是每个人最终都要面对的。通过死亡教育可以促使老年人正确认识死亡的本质，帮助他们树立正确的死亡观，有助于清除或缓解老年人对死亡的恐惧，在剩余的人生岁月中科学、合理地规划自己的生活。向老年人推行死亡教育有多种途径，先进国家比较有效的办法是建立老年人死亡教育机构，这是死亡教育社会化的主要形式。我国可结合实际情况在社区、医院等场所逐渐开展死亡教育。

第三节　老年人舒缓医疗中常见的问题

一、躯体问题

（一）感染

大多数疾病的终末期常合并严重的感染，这往往又是导致患者死亡的主要原因之一。

1. 感染原因

患者长期卧床、营养不良、免疫力降低、大小便失禁、进食困难等，增加了肺炎、泌尿道感染、消化道感染、压疮和菌血症的发生概率。

2. 舒缓医疗

舒缓医疗的原则是要减少感染发生的危险因素，如增加营养、增强机体的免疫力、训练基本活动功能、做好皮肤护理、预防肺部误吸等。在其他治疗的基础上，要权衡抗生素治疗的利弊。

（二）疼痛

老年人由于认知和感觉功能受损，或者认为衰老过程中必须忍受疼痛，他们往往不能或不愿主诉疼痛。此外，老年人常担心药物成瘾、过量及副作用而不愿用阿片类药物。临床研究表明：老年人头痛和内脏痛的发生率下降，而肌肉骨骼痛、腿脚疼痛的发生随着年龄的增加而增加。老年人疼痛的治疗通常与年轻人遵循同样的治疗指南。

老年癌症患者的生活质量有赖于疼痛症状的控制、镇痛药的适当使用以及阿片类镇痛药相关副作用的处理。遵循 WHO 推荐的三阶梯止痛原则，根据患者疼痛评分给予治疗。①第一阶梯：非阿片类镇痛药 ± 辅助用药，用于轻度癌性疼痛患者，应用环氧化酶 - 2（COX - 2）抑制剂，如对乙酰氨基酚、非甾体抗炎药。②第二阶梯：弱阿片类镇痛药 ± 非阿片类止痛药 ± 辅助用药，用于中度癌性疼痛患者，一般建议与第一阶梯药物合用，因为两类药物作用机制不同，可增强镇痛效果；如羟考酮/对乙酰氨基酚、氢可酮/对乙酰氨基酚和可待因/对乙酰氨基酚等，现在临床应用中，已逐渐弱化第二阶梯药物。③第三阶梯：强阿片类镇痛药 ± 非阿片类止痛药 ± 辅助用药，用于治疗中度或重度癌性疼痛，如吗啡、羟考酮、氢吗啡酮和芬太尼。大多数老年患者需要从低剂量开始逐渐增加剂量，包括不断评估适宜剂量和疼痛的缓解效果，同时还需要考虑到最小损害的给药方式，如皮下给药、注射给药、经皮给药、舌下给药和直肠给药。

虽然 WHO 的止痛阶梯治疗已被证实对成年人的癌性疼痛相当有效，但近期一些专家及美国老年医学会关于持久性疼痛专责小组已建议更改世界卫生组织的止痛阶梯。首先，最新数据显示，非甾体抗炎药物具有胃肠道和肾脏毒性，而 COX－2 抑制剂对心血管具有毒性作用。非甾体抗炎药物使用应非常谨慎，最好选择最小的风险因素对患者应用。对乙酰氨基酚是治疗老年人轻度疼痛的首选药物，在使用最大剂量仍有轻微的持续疼痛时，应立即开始应用阿片类药物止痛治疗。

（三）恶心和呕吐

老年人常见恶心和呕吐的原因有药物反应（如阿片类药物）、便秘、自主神经系统功能障碍导致的胃轻瘫等。老年人发生恶心和呕吐的治疗与年轻人一样，但要特别注意止吐药的毒副作用。常用的药物有：①抗组胺药，如苯海拉明；②血清素拮抗剂，如昂丹司琼；③促胃肠动力药物，如甲氧氯普胺；④制酸及胃黏膜保护药，如雷尼替丁和奥美拉唑等。奥曲肽对恶心和肠梗阻导致的腹部疼痛有效。皮质激素通常能非特异性地减轻恶心和呕吐。其他类药物，如抗毒蕈碱类（东莨菪碱）、苯二氮䓬类（劳拉西泮）、精神类药物（奥氮平）等也可选择应用。

（四）厌食或食欲缺乏

厌食通常对家庭成员的影响比患者更为严重。厌食是一种潜在疾病严重程度的反应，通常不能被永久逆转。

治疗原则：把厌食作为疾病自然的过程对患者进行教育，提供患者最喜欢的食物和营养补充品，鼓励少食多餐，并确定是否有必要喂食。药理学已经证实可以使用改善食欲和生活质量的药物，包括皮质类固醇、甲地孕酮等。虽然皮质类固醇和甲地孕酮可以增加食欲，对癌症和艾滋病患者的效果良好，但是对老年人群的研究较少。对家庭看护的老年人的一个研究发现：甲地孕酮 400 mg/d，可以改善食欲，但并没有出现有意义的体重增加。这两类药物使用应权衡利弊，要注意药物的副作用，糖皮质激素可引起情绪波动、睡眠障碍、高血糖、水肿、精神错乱，甲地孕酮与谵妄、静脉血栓、水肿有关。

（五）便秘

对便秘情况进行定期和日常的评估是很重要的，特别是对使用阿片类药物的患者。如果患者不能保持规律的排便，则容易产生粪便嵌塞、穿孔等并发症。

治疗原则：提前预防，如应用阿片类药物的同时预防性应用导泻药；查看是否有可导致便秘的药物，如三环类抗抑郁剂及抗胆碱药物；首选口服导泻药，其次选用肠道用药；避免长期应用刺激性导泻药；必要时可联合应用刺激性导泻药和渗透性导泻药。

（1）刺激性导泻药：如番泻叶、大黄和蓖麻油，肠梗阻患者避免应用。阿片类药物导致的便秘可以用刺激性导泻药联合粪便软化剂。

（2）渗透性导泻药：如乳果糖、硫酸镁和聚乙二醇。乳果糖可引起腹胀和胃肠胀气，需大量饮水 2~3 L/d，可增加腹部痉挛疼痛，且口味较差，因此舒缓医疗中应避免使用。聚乙二醇可用于治疗顽固性便秘和粪便嵌塞。

（3）容积性导泻药：如甲基纤维素等，临终患者较少使用此类药物。

（4）润滑性导泻药：如甘油或石蜡油，可每次 10～30 mL 口服或灌肠，肛门括约肌松弛者不宜服用。

（5）粪便软化剂。

（六）谵妄、焦虑、抑郁

进展期疾病出现的谵妄是疾病恶化的标志，往往与生命的最后阶段相关联。对近临终期的谵妄患者，氟哌啶醇被推荐为一线的治疗药物，由于多种给药方式和较宽的治疗窗，在有限的寿命内使用时，锥体外系反应不太受关注。无证据表明非典型抗精神病药物比传统的抗精神病药物治疗谵妄更有效，在生命最后几个小时至几天的谵妄症状，应用氯丙嗪等镇静剂非常有效。当谵妄状态恶化时，应避免使用苯二氮䓬类药物。

对进展性疾病的患者应持续评估焦虑和抑郁情况，了解他们是否有过多的担心、烦躁、焦虑、失眠、通气过度或心动过速。对药物治疗的选择往往根据患者的预期寿命。预期寿命大于 2 个月的患者，选择性 5-羟色胺再摄取抑制剂（SSRIs）类药物是抑郁症和焦虑的优选用药，因为它们的副作用较少，但可能需要 3～4 周才能起效。对于生存期有限的患者，精神兴奋剂（如哌甲酯和右苯丙胺）可快速缓解症状，且副作用轻微。据报道，精神兴奋剂可以增加体能、减少疲劳、提高健康。虽然苯二氮䓬类有潜在加重谵妄、跌倒及嗜睡的可能，但在一些患者认知功能障碍时，可认真权衡这些风险来应用。

（七）压疮

大多数卧床不起、大小便失禁、营养状况较差的患者，只要获得了很好的照顾，是不会发生压疮的。一般皮肤溃疡的发生是机体状况恶化的标志。预防压疮的发生很重要，首先要对压疮进行评估，采取预防压疮的方法，如可使用减轻压疮的气垫床、保持皮肤清洁干燥、局部应用透明贴等措施。在疾病终末期，对于压疮的治疗重点是减轻疼痛、限制臭味，而不是治愈溃疡。虽然压疮不是死亡的一个独立的危险因素，但它的发生往往是疾病进展和预后不良的信号。

（八）呼吸困难

在晚期疾病患者中，呼吸困难是个令人恐惧的症状。呼吸困难是患者无法进行日常生活活动（ADL）的重要因素，它会极大地影响患者的生活质量。在生命末期，50%～70% 的患者会发生呼吸困难。首先找出呼吸困难的原因，如支气管感染、心力衰竭、慢性阻塞性气道疾病恶化、贫血、胸腔/心包积液等，并给予适当处理。

呼吸困难的对症治疗，具体如下。

（1）氧气吸入：在缺氧的情况下可缓解呼吸困难。

（2）阿片类药物：阿片类药物被广泛用于缓解呼吸困难。研究表明，80%～95% 末期癌症患者用吗啡可以缓解呼吸困难。吗啡可以减少过度换气、降低机体对缺氧和高碳酸血症的反应、减慢呼吸频率、缓解呼吸困难，对于癌症和慢性阻塞性气道疾病引起的终末期呼吸衰竭患者非常有效，可口服吗啡 2.5 mg，持续呼吸困难时可常规 4 小时服用 1 次。如果耐受性良好，可适当增加剂量，但单次剂量超过 10～20 mg 可能不会有更好的效果。

(3)抗焦虑药：焦虑可能使呼吸困难加重，呼吸困难亦可能使焦虑加剧。使用苯二氮䓬类药物、静心、放松、娱乐和按摩疗法可减少焦虑，改善呼吸困难。

二、情感问题

1. 痴呆

痴呆症是一种两个或多个认知功能区域进行性受损的综合征，它可以干扰社交、日常生活或朋友关系，少数患者表现为谵妄。慢性意识混乱中的精神激动指大约有70%痴呆患者可能发生失眠或者"落日综合征"（指傍晚患者的意识混乱增加）。让患者坚持正常的就寝时间，鼓励患者积极参与日常的生活活动，播放熟悉的音乐，有可能起到安静的作用。药物治疗：在疾病早期，痴呆患者的行为异常可以通过特异胆碱酯酶抑制剂获得改善，如多奈哌齐、氢溴酸加兰他敏等，但通常症状改善时间不会太长。低剂量的神经弛缓剂能改善混乱、错觉及幻觉症状。第二代抗紧张剂药物，如利培酮和奥氮平比第一代药物发生锥体外系反应更少。老年患者在应用药物时，需从低剂量开始，以减低药物的毒副作用。

2. 焦虑

衰老和身患疾病通常能够引起老年人出现焦虑，他们担心死的过程，害怕疼痛和疾病进展，担心即将与亲人离别，关心财产或者房产的处理等。这些焦虑通常可以通过公开的讨论、心理疏导、家庭支持而获得改善。

第四节　临终关怀的实施

一、临近死亡时的体征和症状

生命的最后时刻往往以一系列症状为标志，如患者极度虚弱、卧床、生活完全需要帮助、食物和液体摄入减少、昏睡或认知能力下降、不能判断时间和地点、很难集中精神、不能配合治疗或护理、极度消瘦、吞咽困难等。如果上述症状突然加重，疾病状况每天出现进展，表明患者已经进入濒死阶段，但要排除如感染、电解质紊乱或一些药物影响所引起的可逆性恶化。

二、患者需求的评估

在临终前48小时，重点应放在患者最关心的问题上，并寻求方法尽量帮其解决。

(一)身体需求

要处理患者出现的各种不适表现，如恶心、疼痛、失眠、虚弱、口腔不适、压疮、意识模糊、幻觉和有关接受治疗的负担。此时，患者很少担心营养和液体的摄入问题，而这可能是家属最关心的问题。

(二)心理需求

通过心理评估，及时发现患者的需求、他们对其所患疾病的认识及目前流露出来的苦恼。如果出现焦虑、躁动(情绪激动)，需要给予药物治疗。

(三)精神需求

精神忧虑或者身体上的不适可允许患者通过情感和思想的寄托得到缓解。如果临终关怀实施的恰当，知道自己即将死亡的患者会显得安静和平和。

三、检查与治疗

(一)检查

生命最后时刻的体格检查动作应该轻柔，以免造成患者的痛苦。除检查患者身体各部位的潜在性疼痛外，还要注意口腔和皮肤的检查。在生命的终点时做任何检查都应有一个明确和正当的目的，需要强调终末期的患者几乎不需再做检查。

(二)治疗

1. 终末期的治疗原则

终末期的治疗原则是为患者减轻痛苦、感觉舒适，尽量不用不必要的药物治疗，但止痛、止吐、抗精神病药、抗焦虑药和抗惊厥药等的对症治疗需要继续应用。

2. 给药途径的选择

如果患者已经不能口服用药，可选择其他用药途径，如口腔含服给药。根据患者不同的文化背景，可选择应用直肠给药。终末期患者更多的是应用吗啡注射泵，它可以根据患者病情变化对药物剂量进行更准确的调整。止痛药物的镇静副作用需要向患者或者家属解释。因为肌内注射可引起疼痛，故应避免使用。

3. 最后48小时出现的表现及其治疗

(1)最后48小时出现的表现：呼吸急促、分泌物多、呼吸粗响(死亡哮吼)。"临死前发出的喉音"是由于患者昏迷，气体在有分泌物的气管和声带中运动所致，这也许是令患者家属最痛苦的经历。

(2)一般治疗措施：变换患者体位并安慰其家属，可以皮下即刻给予东莨菪碱400 μg，并持续皮下注射1.2～1.6 mg/24 h，半小时后评价，根据症状可再加量，要注意东莨菪碱有引起患者镇静和意识模糊的作用。如果患者意识清楚，并且呼吸道分泌物未造成患者更大的痛苦，则可应用透皮东莨菪碱贴。如果经上述治疗分泌物引起的哮吼音没有缓解，还可皮下给予格隆溴铵0.2 mg，或持续皮下注射0.6～1.2 mg/24 h；或丁溴东莨菪碱20 mg，即刻皮下注射，60～90 mg持续皮下注射，这些药物的镇静作用较东莨菪碱更小。如果患者呼吸频率 >20 次/分，可以应用吗啡2.5～5 mg皮下注射(或在原有剂量下增加24小时剂量的1/6)，以便通过减慢呼吸频率来减少哮吼音。如果声音来自咽喉部，可将床头部位倾斜30°，使分泌物从喉或气管引流回肺部。患者如果没有意识，也可帮其轻轻吸出分泌物。必要时可以应用镇静剂，如咪达唑仑，以确保患者没有痛苦。

4. 终末期躁动的表现及其治疗

在排除所有潜在的可逆原因或对症治疗无反应的情况下，才能做出终末期躁动的诊断，此时患者很痛苦。终末期躁动可逆因素常见的有疼痛、恶心、焦虑和恐惧、尿潴留、腹部胀满、药物副作用等。

一旦排除了可逆因素引起的躁动，应明确告知家属目前患者的情况和处理选择的重要性，强调在这种情况下治疗的目的是要使患者舒服和有尊严，应该给予患者一定的镇静治疗，常用的药物有咪达唑仑、氯硝西泮、左美丙嗪、氟哌啶醇、苯巴比妥等。

终末期应尽可能地停止静脉输注液体，要应用润滑油和润肤剂来预防皮肤破裂，而非通过翻身或变换体位来护理皮肤，因为这可能会增加患者的不适和疼痛。如果有压力性溃疡存在，应努力控制疼痛和减少异味的排放。

四、临终患者的照护

终末期患者的照护应遵循临终关怀的核心意义，即提高患者的生存质量和减轻痛苦。

（一）初步评估

要经过多学科综合小组讨论，确定患者是否进入濒死阶段。对于肿瘤患者，如果患者的情况在一个时期已经恶化，可以采用以下4个标准中的2项来确定患者可能进入了濒死阶段：①患者卧床；②半昏迷状态；③仅能饮液体；④不能口服药物。需要强调的是，临床上处于濒死阶段的患者偶尔可能也会恢复到稳定时期。

（二）陪伴与交流

鼓励患者家属陪伴，即使患者出现反应迟缓或嗜睡，也建议家属与之交流，用熟悉的音乐及家人的言语传递爱的信息（即使患者没有明显反应），因为这期间听觉是所有感官中最敏锐的，亲友间的谈话内容，患者可能会听得一字不漏。向患者表达爱意，说令他们放心的话，是送给患者的最好道别礼物。

（三）核实和确定患者逝去的场所

在患者生命的最后几天，需要再次确定患者选择逝去的场所，包括部分患者及家属有在家逝去的习俗，也包括因个体信仰而对逝去场所的特殊装饰要求等。

（四）持续濒死期患者的护理

至少要4小时观察一次症状控制的效果，有问题要及时适当处理。在濒死阶段还要对患者及家属继续给予心理、社会和精神方面的支持和照护。

（五）患者死亡后的哀伤辅导

确定患者死亡后，医护人员应进行尸体料理，由医生开具"医学死亡证明书"，并指导家属办理相关殡葬及后续事宜。此外，部分逝者在世期间如有选择器官移植或遗体捐赠的生前预嘱，家属应在社会工作者或医护人员的协助下完成逝去亲人的遗愿。在患者死亡后，医护人员要重视对家属和亲友的心理辅导和精神支持，帮助他们能早日从亲人离去的悲痛中解脱出来。

第五节　生前预嘱

一、生前预嘱的概念

生前预嘱(living will)是指人们事先，也就是在健康或意识清楚时签署的，说明在不可治愈的伤病末期或临终时要或不要哪种医疗护理的指示文件。明确表达本人在生命末期希望或放弃使用什么种类的医疗和护理，包括临终时是否使用生命保障系统(如气管切开、人工呼吸机和心脏电击等)和如何在临终时尽量保持尊严(如充分止痛、舒适)等内容。生前预嘱不仅包括申请人本人医疗和护理方面的预嘱，还包括临终实施医疗护理的决策者意见以及对遗体和器官捐献等方面的预嘱。

二、生前预嘱的发展现状

生前预嘱源于 20 世纪 70 年代的美国，1976 年 8 月美国加州首先通过了"自然死亡法(Natural Death Act)"，允许不使用生命保障系统来延长不可治愈患者的临终过程，也就是允许患者依照自己的意愿自然死亡。只要根据医生判断，该患者确实已处于不可治愈的疾病晚期，生命保障系统的唯一作用只是延缓死亡的过程，医生就可以通过授权不使用或者停止使用生命保障系统。这项法律还规定，生前预嘱必须至少有两位成人签署见证，这两个人不能是患者的亲属和配偶，也不能是患者的遗产继承人或直接负担患者医疗费用的人。医生根据患者的生前预嘱，不使用或停止使用生命保障系统，对患者的死亡就不再负有任何法律责任。

由于这种法律的精神符合大多数人的文化心理，在短短不到 20 年的时间里，这种法律扩展到几乎全美国及加拿大。随后，英国、荷兰、比利时、德国等国家也通过了使用生前预嘱的相关法律规定。

我国除香港及台湾地区外，尚没有正式的生前预嘱文本，也没有相应的法律规定，有关生前预嘱的研究仍然停留在探索与了解中。2004 年，我国香港地区做出在不改变现有法律的条件下，可以非立法的方式推广"预立指示"的决定。我国台湾地区也在 2005 年 5 月通过了"安宁缓和医疗条例"，允许患者在疾病终末期拒绝心肺复苏术等。2011 年 6 月，我国首个名为"选择与尊严"的民间组织提倡通过生前预嘱来实现尊严死，并在其网站上提供"我的五个愿望"的中文版本。2013 年 6 月 25 日，北京生前预嘱推广协会成立，以进一步推广"尊严死"的理念。

三、生前预嘱的现实意义

(1)生前预嘱改变了人们对生命的看法，正视死亡的客观存在，做到对生命的最大尊重。在生命尽头人们感受到了爱与关怀，感受到个人的意愿被尊重，他们的亲人也因此更能面对亲人的死亡。

（2）生前预嘱和舒缓医疗正在彻底改变那种"安乐死"是人们面临绝症痛苦时唯一选择的想法和做法。

（3）生前预嘱可合理利用医疗资源，为避免医疗卫生资源的无效和浪费、缓解家庭及社会压力提供了解决途径。

四、实施生前预嘱面临的问题

生前预嘱在实施过程中确实也存在很多问题。

（1）医学技术层面的问题：如何界定"不可治愈的终末期或临终"是一个比较棘手的问题。由于医学不断发展，曾经不可治愈的疾病或许在将来就可治愈，当人们面对死亡时，他们的自主意愿会随着时间、心情、病情的变化而改变。

（2）生前预嘱的合法性：近年来各国的趋势是制定自然死亡法，并推动"生前预嘱"成为正式法律文书，以赋予患者在疾病末期拒绝无意义治疗的权利。我国目前没有通过"自然死亡法"或任何相关法律。更遗憾的是，公众虽然对"安乐死"讨论热烈，但对"自然死"的概念却缺乏起码的认知。

（3）生前预嘱受传统忌死文化的影响：我国传统文化崇尚"生"、忌讳"死"，不愿预先考虑临终以及临终面临的一系列问题。同时，"孝道"文化及人性与亲情的关联，即便是患者本人放弃救治，亲属也犹豫不决，哪怕只有一线希望，也会不惜一切代价去抢救亲人的生命。对于救死扶伤的医务工作者来说，总是希望用百分之百的努力去拯救百分之一的希望。可见，生前预嘱也需要全社会大力宣传，逐步得到人们的接受和认可。

（张华）

参考文献

［1］张云霞，董碧蓉．临床医生应重视老年共病［J］.中国老年学杂志，2019，39(4)：1003 – 1006.

［2］徐虎，范利，曹丰．老年共病管理的临床挑战与应对策略［J］.中华老年多器官疾病杂志，2019，18(12)：942 – 946.

［3］FORMAN D E，MAURER M S，BOYD C，et al. Multimorbidity in older adults with cardiovascular disease［J］.JACC，2018，71(19)：2149 – 2161.

［4］MARKOVITZ A A，HOFER T P，FROEHLICH W，et al. An examination of deintensification recommendations in clinical practice guidelines：stepping up or scaling back［J］.JAMA Intern Med，2018，178(3)：414 – 416.

［5］JOYCE E. Frailty and cardiovascular disease：a two – way street［J］.Cleve Clin J Med，2018，85(1)：65 – 68.

［6］李小鹰．老年医学［M］.北京：人民卫生出版社，2015.

［7］王晓明．老年医学［M］.西安：西安交通大学出版社，2018.

［8］李源．老年病学［M］.2 版．西安：第四军医大学出版社，2008.

［9］成蓓，曾尔亢．老年病学［M］.2 版．北京：科学出版社，2009.

［10］陈东生．老年常见疾病合理用药［M］.北京：人民军医出版社，2008.

［11］许士凯，陈再智．老年人药物效应动力学特点［J］.现代中西医结合杂志，2005，14(7)：842 – 843.

［12］ELLISON K E，GANDHI G. Optimising the use of beta – adrenoceptor antagonists in coronary artery disease［J］.Drugs，2005，65(6)：787 – 797.

［13］EDWARDS I R，ARONSON J K. Adverse drug reactions：definitions，diagnosis，and management［J］.Lancet，2000，356(9237)：1255 – 1259.

［14］GIDAL B E. Antiepileptic drug formulation and treatment in the elderly：biopharmaceutical considerations［J］.Int Rev Neurobiol，2007，81：299 – 311.

［15］陈旭娇，严静，王建业，等．中国老年综合评估技术应用专家共识［J］.中华老年病研究电子杂志，2017，4(2)：1 – 6.

［16］李小鹰．老年医学专科医师规范化培训教材［M］.北京：人民卫生出版社，2015.

［17］PARKER S G，MCCUE P，PHELPS K，et al. What is Comprehensive Geriatric Assessment(CGA)？ An umbrella review［J］.Age Ageing，2018，47(1)：149 – 155.

［18］邹宇华．死亡教育［M］.广州：广东人民出版社，2008.

［19］陈露晓．老年人的生死心理教育［M］.北京：中国社会出版社，2009.

［20］吴殷，吴海玲．末期癌症患者的临终关怀［J］.医学与哲学，2011，32(1)：8 – 10.

[21]MORRISON R S, MEIER D E. Palliative care[J]. N Engl J Med, 2004, 350: 2582 – 2590.

[22]李义庭, 刘芳. 生命关怀的理论与实践[M]. 北京: 首都师范大学出版社, 2012.

[23]罗点点. 我的死亡谁做主[M]. 北京: 作家出版社, 2011.

[24]SHEAR K, FRANK E, HOUCK P R, et al. Treatment of complicated grief: a randomized controlled trial[J]. JAMA, 2005, 293(21): 2601 –2608.

[25]ELLERSHAW J, SMITH C, OVERILL S, et al. Care of the dying: setting standards for symptom control in the last 48 hours of life[J]. J Pain Symptom mange, 2001, 21: 12 –17.

[26]ELLERSHAW J, WARD C. Care of the dying patient: the last hours or days of life[J]. BMJ, 2003, 326: 30 –34.

[27]CASSARETT D J, INOUYE S K. American College of Physicians – American Society of Internal Medicine End – of – life Care Consensus Panel Diagnosis and management of delirium near the end of life[J]. Ann intern Med, 2001, 135: 32 –40.

[28]DAVIS G F. Loss and the duration of grief[J]. JAMA, 2001, 285: 1152 –1153.

[29]HALASYAMANI L, KRIPALANI S, COLEMAN E, et al. Transition of care for hospitalized elderly patients – development of a discharge checklist for hospitalists[J]. J Hosp Med, 2006, 1(6): 354 –360.

[30]MACIEJEWSKI P K, ZHANG B, BLOCK S D, et al. An empirical examination of the stage theory of grief[J]. JAMA, 2007, 297: 716 –723.

[31]MORRISON R S, MEIER D E. Geriatric Palliative Care[M]. New York: Oxford University Press, 2003.

[32]WENRICH M D, CURTIS J R, SHANNON S E, et al. Communicating with dying patients within the spectrum of medical care from terminal diagnosis to death[J]. Arch Intern Med, 2001, 161: 868 –874.